Heilrituale in der Natur

Ursula Walser-Biffiger

Heilrituale
in der Natur

Die Wahrnehmung verfeinern, persönliche Rituale gestalten, die Selbstheilungskräfte stärken

AT Verlag

Inhalt

7 **Einführung**

8 Worum geht es in diesem Buch?
11 Dem Leben neu vertrauen
13 Vom Krank- und vom Gesundsein
16 Im Heilraum der Natur
19 Heilrituale gestalten
23 Die Sprache der Natur
25 Einen Heilplatz finden

29 **Seelenplätze und Heilrituale**

30 Eine Medizinwanderung
31 Ankommen im Heilraum der Natur
32 Ein persönliches Heilritual finden
35 Die Sinne wecken, die Wahrnehmung öffnen
36 Im Gehen der Spirale
38 Der Heilplatz und die Mitte
39 Die Absicht ist Heilwerden
41 Sich für schützende und helfende Kräfte öffnen
44 Die Angst als schützende Begleiterin
47 Über die Schwelle treten
49 Wieder Boden unter den Füßen spüren
52 Probleme hinaustragen
53 Der Platz an der Sonne
56 Sich reinigen lassen
57 Den Bäumen begegnen
59 »Reiß dich doch zusammen!«
62 Warum gerade ich?
64 Antworten und Botschaften der Natur verstehen
65 Das Immunsystem stärken
68 Wieder im Fluss des Lebens sein

69 Wasserwelt und Windgesang
71 Ein Heillied finden
72 Kuren, Medikamente, Zaubermittel
76 Tiere und Pflanzen als heilende Begleitwesen
78 Fremde Einflüsse freilassen
81 Vertrauen in die innere Weisheit erlangen
85 Die Sehnsucht nach dem unversehrten Körper
87 Der stete Wandel von Leben und Tod
89 Verdiene ich überhaupt Heilung?
91 Beziehungen wandeln
96 Sich mit Erfahrungen aussöhnen
99 Gebundene Lebenskraft erlösen
102 Durch das Tor der Natur Seelenkraft zurückgewinnen
104 Verantwortung – das richtige Maß finden
106 Den verborgenen Schatz entdecken
109 Abschied nehmen

113 **Der Weg führt in den Alltag**

114 Die Kunst des Übergangs
116 Den nächsten Schritt finden
118 Den Alltag feiern
120 Der innere Heilplatz

123 **Anhang**

124 Verzeichnis der Übungen
126 Quellenverzeichnis
127 Zur Autorin

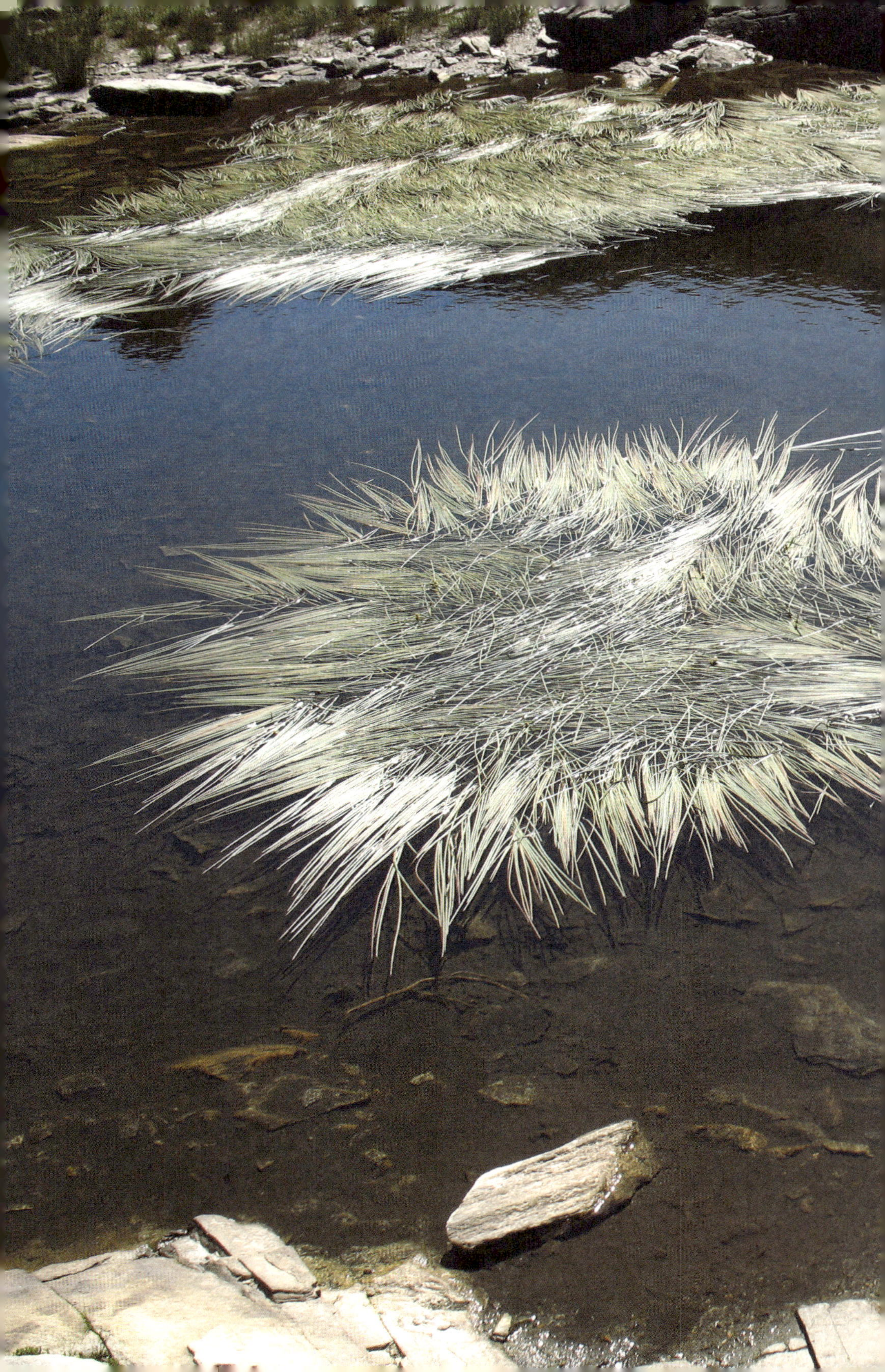

EINFÜHRUNG

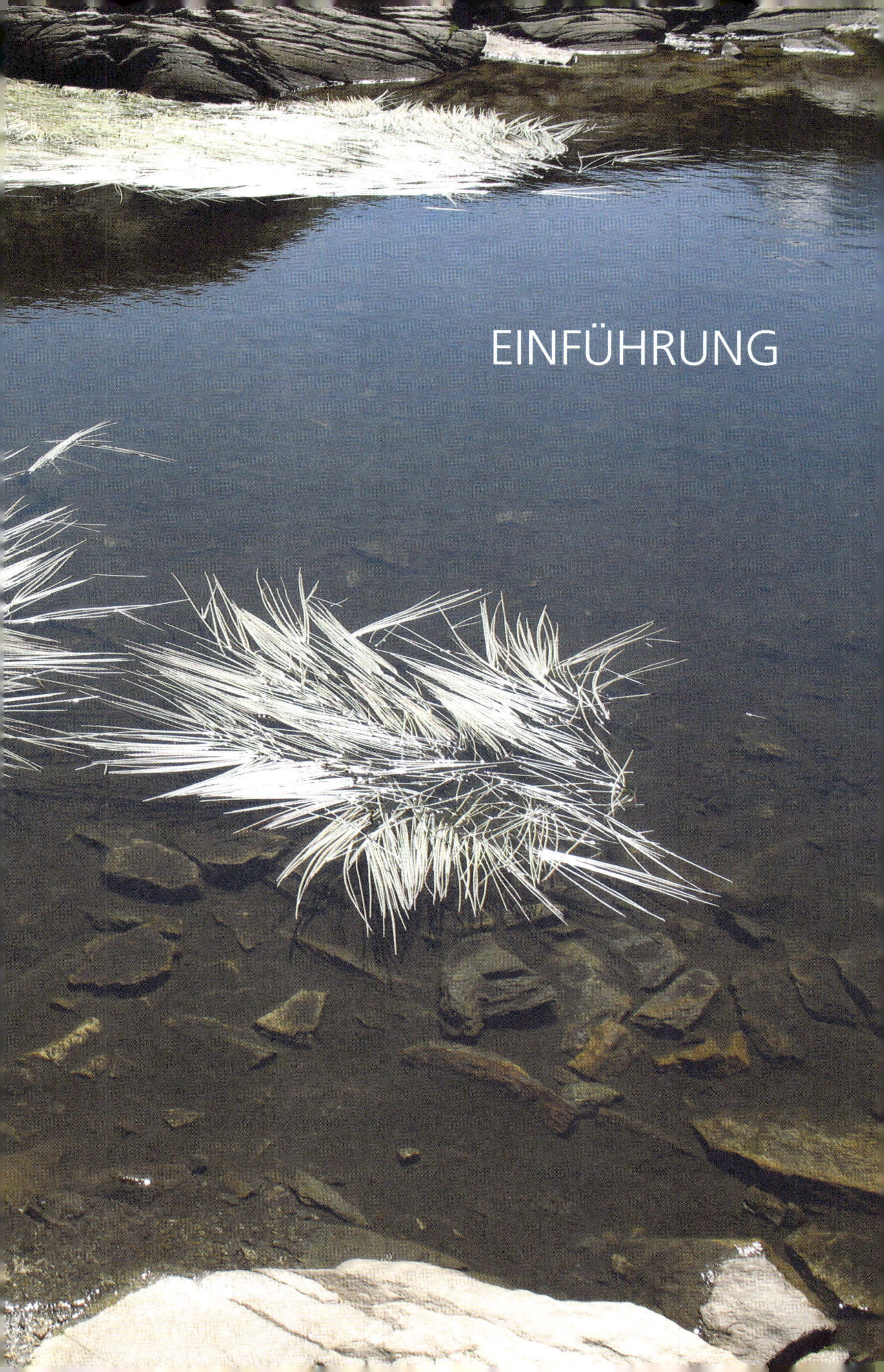

Worum geht es in diesem Buch?

> *»Nur durch die Aktivierung der eigenen Heilkraft, durch den beherzten Entschluss, etwas zu finden, was Heilung ermöglicht, kommt der Prozess des Heilens in Gang.«*
> Luisa Francia

Was kann ich selbst für mich tun? Das fragen sich viele Menschen während und nach dem Kranksein, in einer Lebenskrise oder in anderen Umbruchzeiten. Wie kann ich meine gesunden Anteile bewahren und stärken? Dabei geht es nicht darum, eine schulmedizinische Behandlung zu unterlassen, sondern in Ergänzung dazu Möglichkeiten zu finden, um Selbstheilungskräfte zu wecken, wieder Leichtigkeit, Freude, Hoffnung und Vertrauen ins Leben zu lassen und die kostbaren Geschenke nicht zu übersehen, die am Wegesrand liegen.

Nach Lebensphasen, in denen man sich von Problemen überwältigt fühlte, wo gar die Hilfe anderer Menschen überlebensnotwendig war, ist es wichtig, wieder eigenständig zu werden. Die volle Verantwortung für das eigene Leben zu übernehmen, bewusst den ganz persönlichen Heilungsweg zu beschreiten. Dabei kann die Natur uns wunderbar unterstützen. Mit ihr in einen tiefen, erfüllenden Kontakt zu treten hilft, die Quelle der persönlichen Kraft zu finden, damit der Heilung alle Tore zu öffnen und sie aktiv mitzugestalten.

Dieser naturverbundene Heilungsweg spricht Körper, Geist und Seele an. Er zeigte sich mir während der persönlichen Erfahrung mit einer Krankheit, und er schöpft aus Heilweisen, die ich seit vielen Jahren zusammen mit anderen schamanisch praktizierenden Menschen erkunde und anwende. Gespräche mit Genesenden und auch Bücher (siehe ausführliches Quellenverzeichnis im Anhang) haben mich inspiriert. Das vorliegende Buch erhebt keinen Anspruch auf eine vollständige Aufarbeitung des Themas. Es will vielmehr Impulse geben und in Suchenden das Vertrauen wecken, dass sich ihnen zeigt, was heilsam ist.

In der Schulmedizin steht die Krankheit im Vordergrund. In diesem Buch wird gefragt: Was lässt uns gesund werden? Wie bleiben wir gesund? Dies ist die Sichtweise der sogenannten Salutogenese, der Wissenschaft von

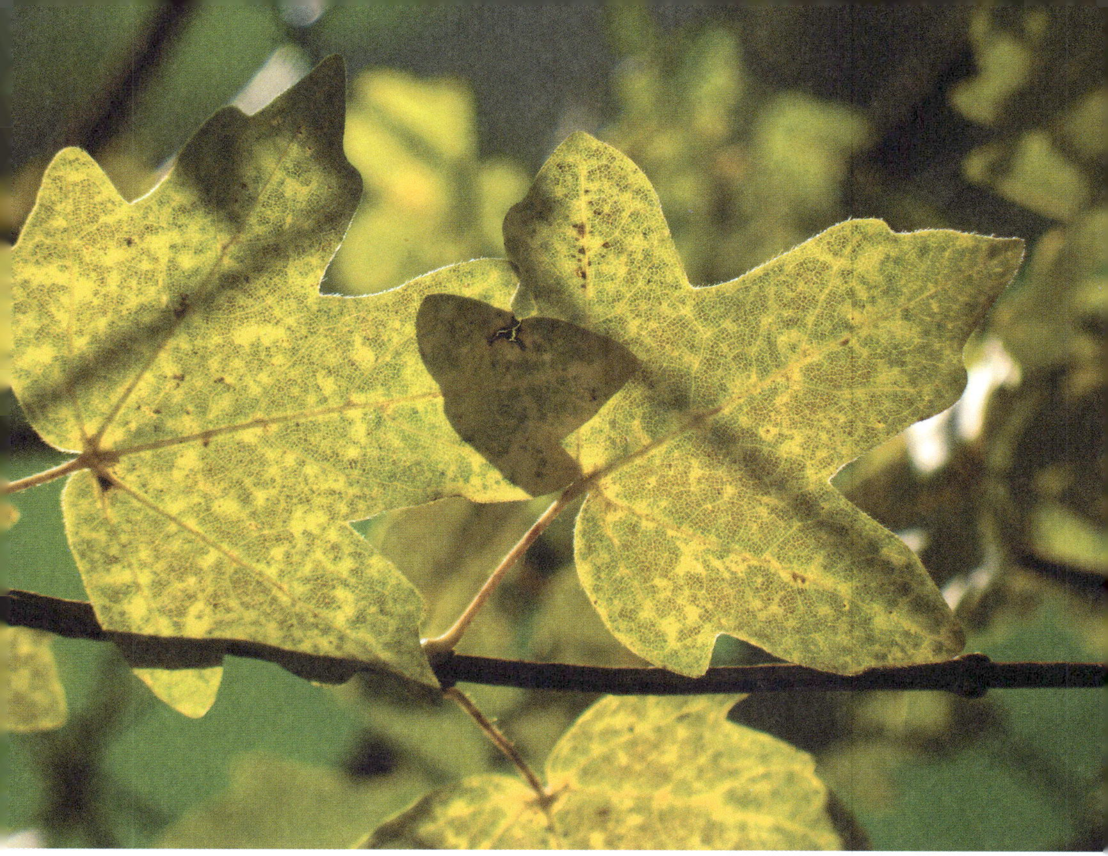

Dem Stirb-und-Werde in der Natur begegnen und sich an die eigene Wandlungsfähigkeit erinnern.

der Entstehung und Erhaltung der Gesundheit. In diesem Rahmen können auch Naturerfahrungen und Rituale im Heilungsprozess eine große Rolle spielen. Einige der in diesem Buch beschriebenen sind mir während meiner persönlichen Genesungszeit zugefallen. Andere stammen von Menschen, die sie durchgeführt und mir für die Veröffentlichung anvertraut haben. Ihnen danke ich herzlich.

Ich gebe keine Ratschläge und kenne keine Rezepte, wie mit lebensgefährlichen Bedrohungen umzugehen ist. Was ich beschreibe, ist eine Methode des Beobachtens, des Erkennens, des wachsenden Vertrauens und schöpferischen Wirkens. Mit diesem Buch will ich Sie inspirieren und einladen, selbst auf Entdeckungsreise zu gehen und sich für das Geheimnis des Heilens zu öffnen. Es ist in jedem Fall ein ganz persönlicher Weg.

Das Buch spricht Themen an, die sich während eines Genesungsprozesses ergeben. Es geht dabei vor allem um die Phase nach der Behandlung der Krankheit durch die Schulmedizin. Nun sollen die gesunden Anteile des Körpers gestärkt und damit seine Selbstheilungskräfte aktiviert werden. Dieser Prozess verläuft von Mensch zu Mensch unterschiedlich und wohl eher spiralförmig als linear. So ist es denn kaum sinnvoll, diese Texte und

Ritualvorschläge der Reihe nach durchzuarbeiten. Das Buch ist so aufgebaut, dass Sie sich überall dort einlassen können, wo Ihr aktuelles Interesse gerade liegt.

Lassen Sie sich beflügeln und von Ihrer Intuition leiten. Beginnen Sie dort, wo Sie beim Lesen hängen bleiben, wo Sie Lust bekommen, ein Ritual auszuprobieren. Gehen Sie es möglichst spielerisch an. Das hilft, die Illusion von Kontrolle aufzugeben und Vertrauen in den Heilungsprozess und in Ihre persönliche innere Weisheit zu gewinnen. Ignorieren Sie, was Sie nicht anspricht. Wenn meine Sicht der Dinge, meine Worte oder Impulse für Sie wahr klingen, vertrauen Sie diesem Wissen. Wenn das, was ich hier schreibe, für Sie nicht passend ist, vertrauen Sie sich auch dabei und gehen Sie weiter. Es gibt viele unterschiedliche Wege. Prüfen Sie, was für Sie stimmig ist, was sich heilsam anfühlt, und lassen Sie sich dann aus vollem Herzen darauf ein. So wünsche ich Ihnen in Anlehnung an einen keltischen Segenswunsch: Möge Ihr Weg Ihnen heilend entgegenkommen.

Wichtig:

Dieses Buch möchte Sie auf Ihrem persönlichen Heilungsweg unterstützen. Es ist jedoch kein Ersatz für nötige medizinische oder psychotherapeutische Behandlungen. In Ergänzung dazu finden Sie hier Anregungen, was Sie selbst für sich tun können, um Ihre Gesundheit zu stärken oder zu erhalten. Heilrituale sind wirksam, weil sie einen starken Impuls auf die Selbstheilungskräfte ausüben. Autorin und Verlag distanzieren sich jedoch ausdrücklich von Heilversprechen und übernehmen keine Haftung für die Resultate oder Schäden an Personen und Sachen, die sich aus der Anwendung der hier gegebenen Anregungen ergeben. Leser und Leserinnen sind aufgefordert, in eigener Verantwortung zu entscheiden, ob und wann und inwieweit sie Übungsanleitungen und Anregungen umsetzen wollen.

Dem Leben neu vertrauen

»Dem Wunder
leise wie ein Vogel
die Hand hinhalten.«
Hilde Domin

Durch eine Krankheit, einen Unfall, einen Lebensumbruch werden wir oft in eine andere, uns bisher unbekannte Welt katapultiert. In eine Welt, deren Sprache und Gesetze uns nicht bekannt sind, in der wir von einer schwierigen Situation in die nächste geraten, mit unseren tiefsten Ängsten konfrontiert werden, uns manchmal unter großem Druck entscheiden müssen und die Hilfe der anderen lebensnotwendig ist.

Wenn wir aus dem Strudel, der uns mitgerissen hat, wieder auftauchen, sind wir andere geworden. Die einen wissen nun viel genauer, wer sie sind und was sie wollen. Die anderen brauchen Zeit, um herauszufinden, was ihnen wichtig ist und wie sie fortan den kostbaren Rest ihres Lebens verbringen wollen. Auf jeden Fall steht nun an, wieder unabhängig zu werden, Gesundheit zur eigenen Sache zu machen, die volle Verantwortung für das eigene Leben zu übernehmen. Auch wenn die medizinische Behandlung abgeschlossen ist, spüren wir oft deutlich, dass wir unseren Heilungsweg wohl eben erst begonnen haben.

Lebenswichtig scheint nun zu sein: wegkommen von Diagnosen und Prognosen, von medizinischen Betrachtungsweisen und Behandlungsmöglichkeiten, von der ganzen Verwirrung durch immer weitere Wissensanhäufung. Während einer bestimmten Phase war die Krankheit im Zentrum der Aufmerksamkeit. Es ist getan worden, was getan werden musste. Nun ist es Zeit, sich auf die Heilung zu konzentrieren. Dazu gehört oft ein Rückzug. Weg von den besorgten Gesichtern, den Ängsten, der Überforderung, den Befürchtungen und wohlmeinenden Vorschlägen unserer Lieben. Weg von den Ratschlägen der unverwüstlichen Besserwissenden. Es geht nun darum, die Eigenständigkeit wieder zu stärken, das Eigene zu finden, das unseren Heilungsprozess fördert. Denn soll er gelingen, muss er für die erkrankte Person stimmen.

Allein sein, auf die Natur horchen, nach innen lauschen, spüren, was der Körper uns vorschlägt, was die Seele nun braucht. Nach der Erstarrung durch den Schock der Diagnose, der Operation, der Behandlung, die es durchzustehen galt, wieder unsere Lebendigkeit nähren. In Bewegung kommen, die Selbstheilungskräfte in Schwung bringen und das ungeheure Potenzial entdecken, das in jedem von uns steckt. Die Hilfe erfahren, die uns von überall her entgegenkommt und vor allem: der leisen Stimme der inneren Weisheit lauschen. Sie führt uns zu unserem eigenen ruhigen Kern, zur spirituellen Essenz, in der alles entsteht. Zur Heilung, die uns aus dieser Mitte zuströmt.

In diesem Buch schlage ich vor, mithilfe der Natur wieder zur Quelle der persönlichen Kraft zu finden. Indem wir uns selbst als Naturwesen erkennen, das sich verändert, wandelt und eingebunden ist in das Netz des Lebens, können Wachstum und Heilung geschehen. Sich im Freien aufhal-

Es geht um den Lebensrhythmus der Wandlung – körperlich, geistig, seelisch.

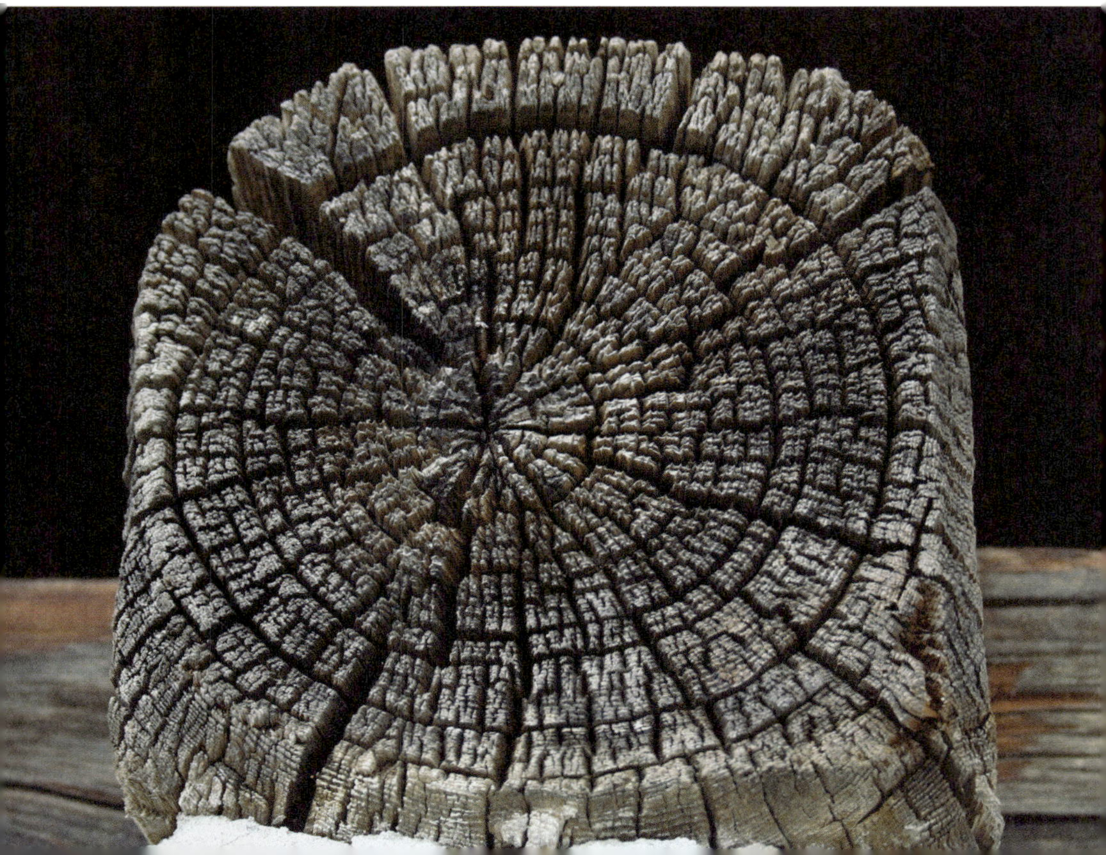

ten, teilnehmen an der Bewegung des Lebens, bewusst die natürlichen Zyklen erfahren – dies alles hilft, den eigenen, gesunden Rhythmus zu finden. Es ist ein Ausschreiten und zugleich ein Nach-innen-Gehen. Überall da draußen können wir erleben, wie natürliche Heilprozesse stattfinden. Unser Vertrauen ins Leben, in unseren Körper und in die Kraft unserer Seele kann wieder wachsen. Grenzen spüren, einhalten, überschreiten – wir finden unseren eigenen Weg. Und sanft mag sich unsere Sichtweise dessen verändern, was Krank- und Gesundsein, was das ganz persönliche Heilsein für uns bedeutet.

Vom Krank- und vom Gesundsein

> *»Heilsein ist die Erfahrung des ungehemmten Fließens*
> *unserer Lebensfreude und unserer Kreativität,*
> *das sichere Wissen eines ›Ich bin‹,*
> *eingewoben in das unendliche Netz aller Lebensenergien.«*
> Nana Nauwald

Wer ist gesund? Wer ist krank? Gibt es in dieser Hinsicht ein klares Entweder-oder? Sind wir nicht immer gleichzeitig gesund und krank? Ständig sterben wir ein wenig, zumindest unsere verbrauchten Zellen. Und immer entstehen auch neue – ein steter Wandel. Da verlangt ganz plötzlich ein Bereich unseres Körpers mit Schmerzen oder Veränderungen nach unserer Aufmerksamkeit: Mal ist es die Haut, mal die Blase, dann der Kopf. Und oft ist es so, dass gleichsam über Nacht die Selbstheilungskräfte alles wieder in Ordnung bringen – ganz von selbst. Wir wissen auch, dass Krankheit Gesundheit ruft und aufbaut. Ein Immunsystem, das benutzt wird, gewinnt an Wirkkraft. Bakterien, Viren, entartete Zellen: Das meiste kann der Körperorganismus regeln, ohne dass irgendjemand von außen eingreift. Doch manchmal braucht er Unterstützung, um wieder ins Gleichgewicht zu kommen.

Und dann sind da noch unsere seelischen und mentalen Befindlichkeiten. Auch hier gibt es Bauchschmerz, Kopfdruck und Herzensqualen.

Ganz zu schweigen vom Schock, der uns ergreift, wenn wir uns gesund fühlen und eine Routineuntersuchung das Gegenteil beweist. Unsere Sicherheit, unser Vertrauen ins Leben sind erst einmal erschüttert. Und es dauert, bis die Lebenslust uns wieder packen kann.

Warum bin ich krank geworden?, Was habe ich falsch gemacht?, fragen wir uns unweigerlich. Der Katalog der möglichen Antworten, den die Ursache-Wirkung-Therapeuten uns vorhalten, ist endlos lang: falsche Ernährung, zu viel Stress, Beziehungsprobleme, zu wenig Bewegung, zu wenig Eigenliebe, ein Fluch, der Wille Gottes, Schicksal, Karma, die Gene, negative Überzeugungen ... Natürlich mag es solche Beeinflussungen geben. Trotzdem scheint mir diese Denkweise irgendwie zu klein. Sie wird unserem menschlichen Wesen und der Kraft der Natur nicht gerecht. Und sie kann Kranke mit unnötigen Schuldgefühlen belasten, ihnen den Eindruck vermitteln, falsch gelebt zu haben, schlimmstenfalls sogar falsch zu sterben.

Eine Lebenskrise, eine Krankheit des Körpers oder der Schmerz der Seele sind nicht Zeichen dafür, dass wir etwas falsch machen. Sie sind keine Bestrafung und nicht ein Defekt, den es zu reparieren gilt. Ein Leiden dieser Art will nicht bloß ausgemerzt oder verdrängt werden. Heilung bedeutet auch nicht, etwas »in den Griff zu bekommen«. Krisen, Krankheit und Leiden können oft als ein natürlicher Versuch unseres Körpers und unserer Seele erkannt werden, um das aus der Balance geratene Gleichgewicht wiederherzustellen. So gesehen beginnt mit der eigentlichen Krankheit die Heilung. Leider geriet das in Vergessenheit. Bei Kindern können wir es gut beobachten: Nach einer durchgemachten Krankheit sind sie reifer und stärker geworden. So können Gesundheitskrisen auch im späteren Leben Bewusstseinsschritte und Reifeprozesse auslösen, die wir würdigen und erforschen können. Oder wie die schulmedizinisch ausgebildete Ärztin Jeanne Achterberg in ihrem Buch *Rituale der Heilung* schreibt: »Krankheit kann als ein Übergangsritual gesehen werden, mit dem ein Mensch von einem Lebensabschnitt in einen anderen übertritt.«

Dass jeder Körper stirbt, ist uns gewiss. Doch wohl erst mit zunehmendem Alter wird uns klar, dass wir an irgendetwas sterben müssen. Ein Unfall, eine Krankheit, das Erlöschen der Lebenskraft im hohen Alter – all dies ermöglicht uns schließlich den Übertritt in eine andere Dimension. Es dauert, bis wir diesem Prozess furchtlos entgegenblicken können. Doch auch das gibt es: Eine unbändige Lebenslust mag uns erfassen, wenn wir erfahren, dass es jetzt zu Ende gehen könnte. Ungeahnte Kräfte erwachen. Wir erkennen: Es gibt den Rest des Lebens vor dem Tod – und den gilt es zu feiern.

Neue Fragen tauchen auf: Wie kann ich Kraft sammeln, meine Lebendigkeit nähren, meine Lebenslust steigern? Von welchem Ballast will ich mich trennen? Wie kann ich Geborgenheit und Frieden finden? Wie mit meinen Ängsten, meiner Wut, meinen Sorgen umgehen? Worum geht es in meinem Leben? Wie kann ich mich in meinem Kranksein würdigen? Welches sind meine verbündeten Kräfte? Was und wie will ich nun leben? Gibt es ein Geschenk, das in meiner Krankheit, in meinem Schmerz verborgen liegt?

So gesehen gibt es keine Krankheit als eigentliche Existenz. Es gibt nur unser persönliches Kranksein, unser persönliches Gesundsein. Schmerzlich erfahren wir oft, dass sich nicht alle Leiden heilen lassen. Da mag es wichtig sein, die Verletzungen wahrzunehmen und zu wissen, dass sie Teil unserer Persönlichkeit, unseres einzigartigen Daseins geworden sind. Sie zu akzeptieren und zu lernen, sich trotz der Krankheit möglichst viel Lebensqualität zu erhalten oder neu zu schaffen.

Vielleicht geht es manchmal darum, sich von der Illusion des Machbaren zu verabschieden. Sich dem zu überlassen, was sich zeigen will, zu entdecken, dass der Lebensweg jedes Menschen ausschließlich eine Sache zwischen ihm und seiner Seele ist. Unser Verstand will körperliche Heilung. Unsere Seele aber begreift, dass Heilung und Heilsein auch auf anderen Ebenen geschehen können. Diesem Seelischen, dieser Entwicklung Raum zu geben, führt oft dazu, dass die Erkrankung ihre alles beherrschende Bedeutung verliert. Sie wird erlebt als Initiation in eine neue Kraft, die es nun zu leben gilt. Paradoxerweise geschieht es manchmal, dass Menschen dabei von ihrer Erkrankung loskommen. Doch eine Garantie dafür gibt es nicht. Heilwerden bleibt letztlich ein Geheimnis, für das wir uns nur öffnen können.

So ist denn Gesundheit mehr als Abwesenheit von Krankheit und Schmerz. Was sich zwischen diesen beiden Polen abspielt, ist ein dynamischer Prozess, der alles Lebendige in steter Wandlung hält und Herausforderung für neues Wachstum ist. Unser Wohlbefinden hängt in großem Maße auch mit unserer Sichtweise zusammen. Damit, inwieweit wir den immer neuen Fluss von Leben und Tod, Krankheit und Gesundheit, Wohlsein und Schwachsein respektieren und uns daran erfreuen können. Vielleicht gelingt es uns gar, eines Tages ins Verstehen hineinzuwachsen – so wie Susun S. Weed, die amerikanische Heilkundige, es in ihrem Buch *HeilWeise* formuliert: »Jede meiner Krankheiten war eine Verwandlung, der Tod ist nur eine weitere.«

Im Heilraum der Natur

> *»In der Natur erklingt die Musik des Lebens in ungestörter Harmonie. Dein eigener Organismus gerät in Resonanz mit dieser gesunden Grundschwingung. Nirgendwo heilst du schneller als in der Natur.«*
>
> Safi Nidiaye

Sich im Schatten großer Bäume ausruhen, dem Rhythmus der Meereswellen lauschen, dem Rauschen des Bergbachs und dem Zwitschern der Vögel, die Sonne, den Regen auf der Haut spüren, sich vom Wind liebkosen lassen, unter dem Sternenhimmel träumen. Wer kennt nicht die Freude und die Sehnsucht, auf diese Weise draußen zu sein, selbst ein Wesen der Natur zu sein?

Nirgendwo heilen wir schneller als in der Natur. Gute Luft, frisches Wasser, sanftes Sonnenlicht, heilende Pflanzen – all dies steht uns zur Verfügung, um die Gesundheit und Leistungsfähigkeit des Körpers zu unterstützen. Und es wirkt ebenso stark auf seelische und geistige Bereiche. Wir kennen es alle: Oft genügt ein kurzer Spaziergang und wir fühlen uns wie neugeboren. Diese Wirkung wollen wir für unseren Heilungsprozess erkunden und zur Entfaltung bringen.

Wenn wir uns dem Wetter aussetzen, den steilen Wegen, wilden Schluchten, der Dunkelheit der Nacht, dem Morgentau und der Frühlingswiese, spüren wir auf neue, fast vergessene Weise wieder den Körper. Müde ist er, die Glieder schmerzen, Hunger und Durst plagen uns. Dadurch sind wir ganz im Hier und Jetzt. Gleichzeitig ist da eine Klarheit, die Sinne sind offen, etwas Animalisches, Instinkthaftes erwacht, ein tiefes Empfinden von Zugehörigkeit zur Natur. Wir spüren, dass wir hier draußen niemals allein sind, sondern umgeben von unterstützenden und begleitenden Kräften. Da sind Bäume, Tiere, Steine, Gewässer. Gerade nach langen Krankheitstagen fällt es uns leichter, sie nicht nur in ihrer materiellen, sondern auf ganz persönliche Weise auch in der feinstofflichen Gestalt zu erkennen. Oft genügt ein stilles Sitzen am Bach oder unter einem Baum, ein Nichtstun auf der Wiese, um ins Staunen und in einen tiefen, erfüllenden Kontakt mit der Natur und ihren Wesen zu kommen. Es ist ein inspirierender Zauber, der uns in der Seele berührt und verwandelt.

In solchen Momenten fließen das Außerhalb und das Innerhalb unseres Körpers sanft ineinander. Daraus können sich Gefühle von Geborgenheit und Verbundenheit mit allem Lebendigen und mit uns selbst entwickeln. Unsere Überzeugung wächst: Wir sind Teil der harmonischen Ordnung der Natur, die uns alle Hilfe zum Leben und zur Heilung zur Verfügung stellt. Da draußen wird unser Körper gestärkt, unsere Seele genährt, unser Geist erneuert.

Und immer weist die Natur über sich hinaus. Wir können in Kontakt mit transpersonalen Ebenen kommen, mit dem Kosmischen, dem Göttlichen – wie wir diesen Ursprung allen Lebens auch benennen wollen. Hier öffnet sich das Gefängnis des Denkens, lösen sich die Verhaftungen an den Alltag, Sorgen verblassen, eine erweiterte Sicht der Dinge mag sich zeigen, Ruhelosigkeit verwandelt sich in Entspannung, Heilung kann eintreten. Die schöpferische Kraft erwacht, auch Hoffnung und Lust, das Leben bewusst und verantwortungsvoll neu zu gestalten.

Da draußen erleben wir Tag und Nacht, Licht und Schatten, Ebbe und Flut, Hitze und Kälte, die Jahreszeiten. Die Natur zeigt uns ihre Gesetzmäßigkeiten. Im Eintauchen in ihre Prozesse werden eigene Lebenszyklen transparent, annehmbar und zugleich veränderbar. Allein das Wissen darum kann uns ins Gleichgewicht bringen. Oft haben wir die Tendenz, uns an Beschwernisse und Misserfolge, an Wiederholungen zu klammern. Doch kein Frühling, kein Sonnenuntergang ist wie der andere. Wer genau beobachtet, erlebt Wiederkehr im steten Wandel. Das bewusste Erfahren dieser Tatsache hilft uns, frei von krankmachenden Vorstellungen und Wiederholungsängsten zu werden. Alles kann neu werden, und wir sind eingebunden in dieses Netz des Lebens. Indem wir uns selbst als Naturwesen erkennen, das Veränderungen und Wandlungsprozessen unterliegt, können Wachstum und Heilung geschehen. Es ist immer wieder ein Wunder, wenn sich die erste Pflanze durch das Winterdickicht stößt. Und es lohnt sich, diesen Vorgang zu beobachten und sich durch ihn an die eigene Wandlungsfähigkeit erinnern zu lassen.

Da draußen in der freien Natur können wir erfahren, dass es eine Tendenz hin zu Harmonie und neuer Ordnung gibt. Doch manchmal fällt es uns schwer, das zu erkennen, vor allem angesichts dessen, was wir Katastrophen nennen: Überschwemmungen, Erdbeben, Feuersbrünste, Vulkanausbrüche und all das Menschenleid, das daraus erwachsen kann.

Wir schrecken davor zurück, auch hier den steten Stirb-und-werde-Prozess zu akzeptieren. Doch wenn wir uns einlassen auf die Tiefe des Naturgeschehens, erleben wir oft ein Einverständnis mit Allem-was-ist. Und gleich darauf mögen uns Fragen überfallen wie: Bin ich unmenschlich, ohne Mitgefühl? Da stehen wir dann vor der Herausforderung, die Balance zu finden zwischen der uns gezeigten Sicht auf einen größeren Rahmen und der Unterstützung betroffener Menschen. Doch letztlich ist auch dieser Prozess des Einsehens und Einfühlens von großer Heilsamkeit.

Wir sind Wesen der Natur und letztlich mit ihr eins – aus denselben Stoffen gemacht, von denselben Gesetzmäßigkeiten gehalten, vom selben Geist beseelt. Dies kann eine tiefe Erfahrung oder vorerst auch nur eine verstandesmäßige Einsicht sein. Auf jeden Fall kann sie uns öffnen für all die Wege, welche die Natur findet, um ihre Heilwirkung zu entfalten. Allein zu bemerken, was unsere Aufmerksamkeit erregt, was uns berührt oder fasziniert, was uns erschreckt oder abstößt, ist bereits ein Erlebnis. Das Majestätische des Berggipfels, das Ergreifende am Sonnenaufgang, das Berührende am Gesang der Vögel, das Beängstigende der Schlucht, das Geheimnisvolle des Waldes, das Belebende des Gebirgsbachs, das Erhabene des alten Baumes, die Farbenfülle der Blumenwiese … Ob wir uns nun an diesen Orten geborgen oder unwohl fühlen, immer sind es die Themen in unserem Leben, in unserem Heilungsprozess, die sich im Spiegel der Natur in deutlicher Weise in den Vordergrund drängen. Oder wie Wolf-Dieter Storl es in seinem Buch *Schamanentum* formuliert: »Man kann den Heilvorgang nach außen tragen und ihn außerhalb des Körpers vollziehen. Dadurch werden die Imagination und die Heilprozesse im Inneren angeregt.«

Im dunklen Grund des Bergsees können wir unsere eigene Tiefe entdecken, im windgebogenen Halm die eigene Beweglichkeit, im leisen Lufthauch die Zärtlichkeit. Eine Spinne lenkt beim Netzbau unsere Aufmerksamkeit auf sich. Wir beobachten, wie sie an ihrem eigenen Faden schaukelt, gleitet, bewegungslos verharrt – und dann wieder aktiv wird. Es ist ein Tanz von Geschehenlassen und Tun. In ihrem eigenen Rhythmus, heilsam. Und wie ist mein persönlicher Rhythmus?, heißt vielleicht die Frage, die nun beachtet werden will. Oder: Wie kann ich aus dem linearen Zeitkorsett hinaus in meine Eigenzeit gelangen? Alles, was uns bei dieser Art Naturbetrachtung begegnet, kann auf die eigene Lebenssituation hinweisen: Ich bin vom Weg abgekommen, das ist der Stein des Anstoßes, der Baum breitet schützend seine Äste um mich … Hier zeigt sich die Sprache der Seele. Dafür präsent und offen sein – das ist die Haltung, in der wir das entdecken können, was für uns jetzt heilsam ist.

Da draußen in der Natur sind wir näher bei uns selbst. Wir erkennen intensiver, wer wir sind und was mit uns gemeint ist in diesem Leben. Das hat wohl damit zu tun, dass es in unserem Inneren eine Weisheit gibt, die im Einklang mit jener Lebenskraft steht, die in uns und zugleich jenseits von uns allen ist. Die Natur hilft uns, diese zu erkennen, und öffnet damit zugleich das Tor zur Essenz, die hinter allem steckt, zur Quelle, aus der heraus alles entsteht, das Neue und das Heile. Hier können wir Mitschöpferin, Gestalter unseres Gesundseins sein.

Heilrituale gestalten

> *»Das Problem ist nicht, dass wir keine Rituale besitzen, sondern dass die modernen Heilungsrituale oft darin versagen, tiefe menschliche Gefühle, unser Bedürfnis nach göttlicher Anbindung und die letztendliche Macht des bewussten Geistes zu achten.«*
>
> Jeanne Achterberg

So wie Gesundsein und Kranksein ein mehrdimensionales Geschehen sind, so ist auch Heilung nicht einfach ein Instandsetzen dessen, was vorher war. Es sind viele Ebenen daran beteiligt. Und das, was Heilung bewirkt, bleibt letztlich wohl ein Geheimnis.

Heilung kann also nicht gemacht und nicht erzwungen werden. Sie ereignet sich, sie wird uns geschenkt. Ob sie sich nun in einem deutlichen Fortschritt des Genesungsprozesses zeigt, in einer veränderten Einstellung zur Krankheit, in der Annahme der Erfahrung als Teil des persönlichen Lebensprozesses oder auch, wenn es denn so sein sollte, in einem guten Übergang zum Sterben.

In dieser Hinsicht kann jede Krankheit oder Krise als ein Übergangsritual betrachtet werden, mit dem ein Mensch von einem Lebensabschnitt zum nächsten übertritt. Eine Diagnose, ein Unfall, die Trennung von einem Menschen, der Verlust der Arbeitsstelle – nichts ist mehr wie zuvor, eine große Veränderung, eine Umwandlung steht bevor. Um wieder in eine Balance zu gelangen, wieder im ganzheitlichen Sinne gesund zu werden, ist es oftmals nötig, die Art des Seins oder Handelns zu verändern.

Die in diesem Buch beschriebenen Heilungsrituale sind gewissermaßen kleinere Einheiten des großen Übergangsgeschehens. Dadurch, dass wir sie selbst kreieren, verlassen wir die Opferrolle und erfahren uns als Mitschöpferin, Mitgestalter unseres eigenen Lebens. Rituale sind in diesem Sinne ein Willkommenheißen von Wandlung. Wir bekräftigen damit, dass wir bereit sind, uns ganz bewusst für die Erfahrung des Neuen zu öffnen, das Geschenk der Heilung staunend und dankbar anzunehmen.

Einerseits spüren wir, dass es Zeit ist, aktiv die eigene Heilkraft zu wecken. Und andererseits wissen wir, dass es nicht ums Machen geht, sondern darum, empfänglich zu werden für das, was uns zufallen will. So ist denn auch die Inspiration zu einem Heilungsritual nichts anderes als eine Botschaft, die uns aus einer anderen Ebene, aus einer nichtmateriellen Dimension zukommt. Wie wir diese bezeichnen wollen, hängt von unserer persönlichen Weltanschauung ab. So gesehen ist es wichtig, die hier vorgeschlagenen Heilrituale der eigenen Erfahrungswirklichkeit oder dem eigenen Glaubenssystem anzupassen und eigene Inhalte, die ganz persönliche Form zu finden.

In diesem Buch werden Vorschläge zu Heilungsritualen so vermittelt, dass Sie das Ritual ohne fremde Hilfe durchführen und auch abwandeln können. Das stärkt die Selbstheilungsfähigkeit und die spirituelle Autonomie. Anfänglich mag die Vorlage noch wichtig sein, doch zunehmend werden die Rituale freier, persönlicher und dadurch wirksamer. Im Praxisteil des Buches finden Sie weitere Gedanken dazu. Sicher ist: Es gibt kein Richtig

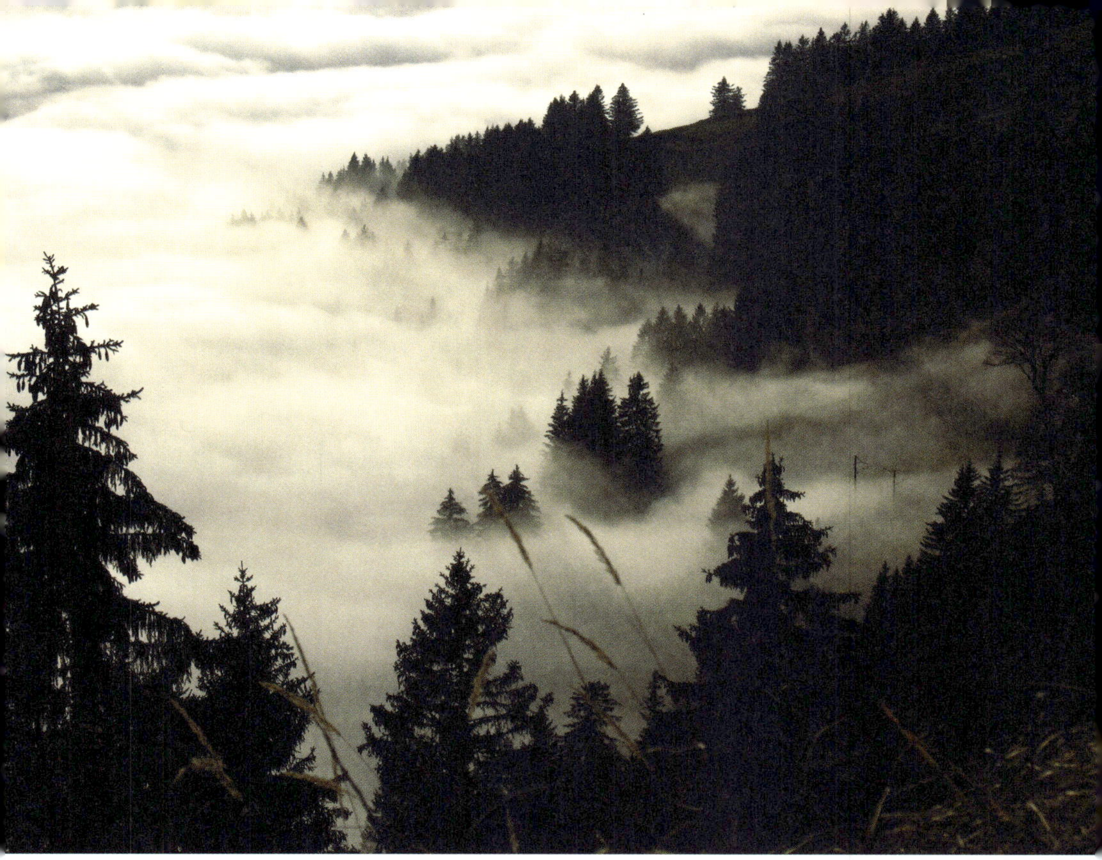

Alles, was sich im Außen zeigt, steht in Resonanz zu dem, was im Innern Energie bekommt.

oder Falsch. Es muss einfach für die Person stimmen, die das jeweilige Ritual feiert.

Für die einen mag es eine feierliche, geplante Handlung sein, die es ihnen ermöglicht, sich den tieferen Dimensionen des Seins zu öffnen. Die anderen haben es lieber spielerisch und improvisierend. Wichtig ist, dass ein Ritual uns aus dem Alltag herauslöst, uns die Besonderheit des Lebendigseins in Erinnerung ruft. Seine Struktur hilft auch, die Lebenskräfte, die in der Ruhe und Stille der Natur wach werden, in kreative Bahnen zu lenken. Schon die Vorbereitungen zu einem Ritual reduzieren erwiesenermaßen Gefühle der Hilflosigkeit, Verwirrung, Angst und Depression. Ganz von selbst geraten dadurch Körper und Psyche in einen besseren Grundzustand, der es ihnen leichter macht, sich zu erneuern.

Rituale haben sich seit Jahrtausenden bewährt. Sie finden auf der ganzen Erde in verschiedenen Ausführungen ihre Anwendung. Es sind Schamanen und weise Frauen, die über Jahrhunderte hinweg in allen Kulturen kranken Menschen durch Rituale zur Heilung verhalfen. In einer symbolischen Handlung wird die alltägliche Welt mit der spirituellen verbunden, um Schutz, Reinigung, Genesung und Neuausrichtung zu erreichen. Die

Kranken öffnen sich im Ritual für eine Vision, verbinden sich neu mit den Kräften der Natur und kehren gewandelt und gestärkt in ihre Mitte zurück.

In diesem Buch geht es nicht um alte Rituale aus einer anderen Kultur. Auch in zeitgemäßer Form, so wie sie hier dargestellt werden, sind sie erwiesenermaßen machtvolle Werkzeuge für unsere Heilung. Sie sind immer auch ein Stück Therapie in eigener Verantwortung. Aus diesem Grund werden sie hier allein in der Natur und ohne fremde Hilfe ausgeführt. Dies stärkt unser Bewusstsein, dass wir Naturwesen sind, das Vertrauen in unsere Selbstheilungskräfte und das Wissen darum, dass uns Hilfe von allen Dimensionen des Seins her zuteil wird.

Rituale in der Natur sind Handlungen, die eine Verbindung zu Energien herstellen, zu denen es im Alltag vermeintlich keinen Kontakt gibt. Viele Menschen haben vergessen, wie man auf den Rhythmus der Erde hört. Wie man das Wesen eines Baumes über den ganzen Körper erfährt. Wie man den Wind fühlt, hört und mit ihm atmet. Wie das Fließen des Baches auch unsere Lebenskraft wieder in Bewegung bringt. Wie uns Tiere die Lebenslust und Pflanzen die Schönheit und die Verbindung mit dem Unendlichen lehren können.

Im Gestalten eines Rituals werden all unsere Sinne wach. Wir lernen, bewusst zu erleben. Dies ist kein Verstandesakt, sondern entspringt einer Erfahrung von innerstem Berührtsein, tiefster Empfindung, einem Moment der Erkenntnis. Da mag uns ein kleiner Käfer zu Tränen rühren, ein Sonnenstrahl uns den Weg weisen. Beides kann für uns im Rahmen des Rituals von großer Bedeutung sein. Wir erkennen das und wissen, dass wir persönlich damit gemeint sind. Körper und Seele finden endlich ihre Spontaneität und ihren natürlichen Ausdruck.

Das Alleinsein, Geräusche in der Natur, Farben, frische Luft und körperliche Anstrengung – all das kann uns in einen Bewusstseinszustand führen, der sich grundlegend von dem unterscheidet, in dem wir uns befinden, wenn wir zur Arbeit oder zum Einkaufen fahren. Dies ermöglicht uns, die Dinge in einem neuen Licht zu sehen, uns gar der Kommunikation mit nichtsichtbaren Ebenen zu öffnen oder ganz einfach, wieder in Harmonie zu kommen.

Wir finden unsere wahren Gefühle wieder, und wie Kindern mag es uns gelingen, die Sprache aller Wesen zu entdecken. Singen mit dem Wind, tanzen mit den Wellen, lauschen, wie die Erde spricht. Durch den unmittelbaren Ausdruck des Wahren und Natürlichen fühlen wir uns gestärkt und gesegnet. Es sind diese seltenen Momente, in denen wir absolut sicher wissen, dass eine Handbewegung, ein Hüpfen, ein Lied Einfluss auf das Geflecht des Lebens haben. Wir finden unseren gesunden Kern, unsere Mitte wieder und erkennen, dass sie allen weiteren Stürmen standhält.

In Ritualen wird die Welt neu erschaffen, ein Heilraum entsteht, ein Wärmefeld für Seele, Geist und Körper. Ein Gefühl tiefer Wandlung bleibt zurück. Und noch etwas Schönes daran: Heilrituale tun nicht nur uns Menschen gut. Sie sind auch Nahrung und Stärkung für die Natur und ein Segen für das Land.

Die Sprache der Natur

> *»Wenn wir still sind und uns Zeit nehmen, in die Natur zu lauschen – heute sagen wir ›in Resonanz gehen‹ –, dann sprechen die Bäume, die Tiere, die Felsen, Berge, Flüsse mit uns. Dann vernehmen wir wieder die Melodie der Landschaft, dann finden wir wieder, wie die Indianer sagen würden, unsere Medizinlieder und Rituale.«*
>
> Wolf-Dieter Storl

Als ich in der Vorbereitungsphase zu diesem Buch war und sich Zweifel an der Machbarkeit regten, suchte ich auf einer Wanderung nach Klarheit. Der Himmel war wolkenverhangen, als ich auf meinem Kraftplatz ankam. Ich folgte meinem Gefühl, das von einem Felsen angelockt wurde. Ich kletterte hinauf, hielt inne, da streifte mich ganz unerwartet der Duft eines Wacholderstrauchs. Und mitten im Winter und just in diesem Moment ließ sich ein bunt gefiedertes Vöglein auf einem Zweig nieder. Dem nicht genug: Ein Sonnenstrahl stach durch die Wolkendecke, umhüllte mich mit gleißendem Licht. Mit einem Male waren meine Zweifel verschwunden. Ich fühlte mich unterstützt in meinem Vorhaben, wusste, dass ich von den Wesen der Natur alle Hilfe erfahren durfte. Es gelang mir, dieses Wissen nach Hause zu tragen. Und ich ließ es auch nicht mehr vom bald darauf einsetzenden inneren, kritischen Dialog verscheuchen.

Rational gesehen war diese Begegnung mit dem Strauch, dem Vogel und dem Licht wohl ein sinnloser Zufall, der ebenso gut nicht hätte beachtet werden können. Doch ich war auf dieser Wanderung nicht, oder nicht nur, als Verstandesmensch unterwegs. Ich war bereit, mich auf die Zeichen und Botschaften der Natur einzulassen. Schließlich gehört solch ein Erleben zum jahrtausendealten Erfahrungsschatz der Menschheit. Und es macht auch heute Sinn, ihn zu nutzen, gerade wenn wir in der Tretmühle des Verstandes kreisen, Vorbehalte oder Diagnosen und Statistiken uns jegliche Lebenslust rauben.

Die meisten Menschen kennen solche Erfahrungen in der Natur und wissen, dass sie Erholung, Klarheit und Kraft bringen. In diesem Buch wird an dieses bekannte, natürliche Erleben angeknüpft. Es wird gleichsam aus seinem Schattendasein in den Vordergrund gerückt, um in seiner Wirksamkeit erkundet zu werden. In der Literatur wird viel darüber sinniert, was sich bei solchen Erlebnissen wie bei dem eben beschriebenen denn eigentlich ereigne. Je nach Fachrichtung spricht man von Projektionen, Geistern, Energien, Symbolen, Metaphern, Resonanzphänomenen. Man spricht von Anderswelt, Traumzeit, Bewusstseinszuständen. Keine Angst, Sie müssen sich nicht in Abhandlungen vertiefen, die das ausführen. Sie brauchen da draußen auch keine Gespenster zu sehen, keine Zwerge, Elfen oder Feen. Sie müssen nicht mit Pendel oder Rute durch die Gegend wandern, auch nicht mit dem Pflanzenbestimmungsbuch und schon gar nicht mit dem Symbollexikon.

Das Einzige, was hier empfohlen werden soll, ist: sich Zeit nehmen, wach und aufmerksam sein, schauen, horchen, riechen, tasten, schmecken. Sich dem öffnen, was und wie es sich zeigen will. Wir lassen uns berühren – von einem Blumenkelch, einem abgestorbenen Ast oder von einem Nebel, der am Morgen aufsteigt, einer Bedeutung, die uns einfällt. Wenn wir dieses Geschehen zulassen und dadurch würdigen, dass wir es nicht mit einem rationalen Abwinken in die Bedeutungslosigkeit versenken, werden wir erfahren, dass die Grenzen, die wir in unserer Kultur einzuhalten gewohnt sind, durchlässiger werden. Unser Vertrauen wächst, dass da ein heilsames Zusammenspiel zwischen der inneren und der äußeren Welt entsteht.

Mal erleben wir die Natur als ein Gegenüber, mal verschmelzen wir sogar mit ihr, mal empfinden wir uns als Naturwesen unter anderen Naturwesen. Und manchmal geschieht es, dass wir gleichsam in der Zeitlosigkeit ankommen. Wir hören den Puls der Sterne, spüren den Atem der Erde. Und gleich darauf rutschen wir auf einem Kuhfladen aus, landen unsanft in der uns gewohnteren Welt. Doch auch hier erleben wir bewusst, was sich ereignet. Worum es geht, das ist kein Akt des Verstandes, sondern entspringt einer Empfindung, einem Berührtsein, einer Erkenntnis – es ist eine heilende Begegnung.

Einen Heilplatz finden

> *»Ich hatte erkannt, wie wichtig es ist, meine Gefühle, meine Intuition und meine Wahrnehmungen zu beachten; in meinem Körper zu sein und den Informationen zu vertrauen, die ich von ihm erhielt; und wie notwendig mein absolutes Bedürfnis nach Alleinsein war, um meinen Prozess zu ›hören‹.«*
>
> Anne Wilson Schaef

Nun geht es also darum, einen Platz in der Natur zu finden, wo Sie sich für einige Tage zurückziehen können, um die nun anstehenden nächsten Schritte Ihres Heilungsweges zu gestalten. Manche Menschen stellen sich dabei der Herausforderung, allein in die Wildnis einer urwüchsigen Landschaft einzutauchen – in Alpgebieten, Flussauen, Mooren, Wäldern, Küsten- oder Wüstenabschnitten. All dies sind wundervolle Orte mit einem großen Heilungspotenzial.

Doch nicht immer ist es möglich, weitab von jeglicher Zivilisation die heilenden Kräfte zu suchen. Oft finden Genesende es sinnvoller, zumindest die Nächte in einem Zimmer zu verbringen und auf vorgegebenen Wegen durch die Landschaft zu wandern. Es gibt auch Menschen, die von der Rehaklinik aus ihre Heilplätze in der Natur aufsuchen. Auch hier gilt: Es gibt nicht den einzig richtigen Ort, der Sie heilen kann. Ich kenne Kranke, denen ein Baum vor dem Fenster, das Wasser im Parkbrunnen, Vögel auf dem Fensterbrett, gar eine Spinne, die in einem Türrahmen ihr Netz spann, wichtige Begleiter auf dem Weg zur Heilung wurden.

Überall gibt es Orte, wo Sie in den Heilraum der Natur eintreten können. Der äußere Rahmen für die hier beschriebenen Rituale ist eine Wanderung. Natürlich muss auch diese Ihrer körperlichen Verfassung angepasst werden. Vielleicht ist es Ihnen vorerst nur möglich, beim Lesen dieses Buches in der inneren Seelenlandschaft zu wandern. Doch auch in dieser meditativen Schau werden Sie deutlich erkennen, von welchen Landschaften Sie sich angezogen fühlen, wo Sie Orte der Heilung erfahren können.

Lassen Sie Ihrer Fantasie freien Lauf, fühlen Sie sich begleitet von Ihrer inneren Weisheit. Fragen Sie sich: Welches Element ist für mich wichtig? Brauche ich jetzt die Kraft des Wassers, der Erde, der Luft, des Feuers? Sind es die Wesenskräfte von Pflanzen, Tieren, Mineralien, die mich anziehen? Welche Orte meiner Sehnsucht, welche Lieblingslandschaften melden sich? Wohin kann ich in meinem jetzigen Zustand überhaupt gehen? Brauche ich die Hilfe oder Nähe von Menschen? Brauche ich einen Ort, der mich herausfordert und die Enge des gewohnten Blicks aufreißt? Oder fühle ich mich eher angezogen von einem Platz in der Natur, der mich nährt, an dem ich mich beschützt und angenommen erfahren darf. Auch das gibt es: Der Ruf eines Heilplatzes zeigt sich manchmal darin, dass wir ganz unerwartet die Wohnung eines anderen oder eine Alphütte nutzen können. Auf diese Weise fallen uns Heilplätze ganz einfach zu. Wichtig ist: Fühlt es sich stimmig an?

Sie sehen, es gibt unterschiedliche Möglichkeiten, Bedürfnisse und Landschaften, um mit dem Heilen in Resonanz zu kommen. Doch wie ist es, wenn Sie Ihren Platz nicht frei wählen können? Wenn die Umstände Sie zwingen, Ihre Erholungsphase an einem vorgegebenen Ort zu verbringen? Ich möchte Sie auffordern, doch mal mit der Vorstellung zu spielen, dass Sie genau hier, an Ihrem nicht frei gewählten Platz, jede Unterstützung finden können, die für Sie jetzt heilend ist. Lassen Sie dieses Vertrauen wachsen und machen Sie sich auf wundersame Entdeckungen gefasst.

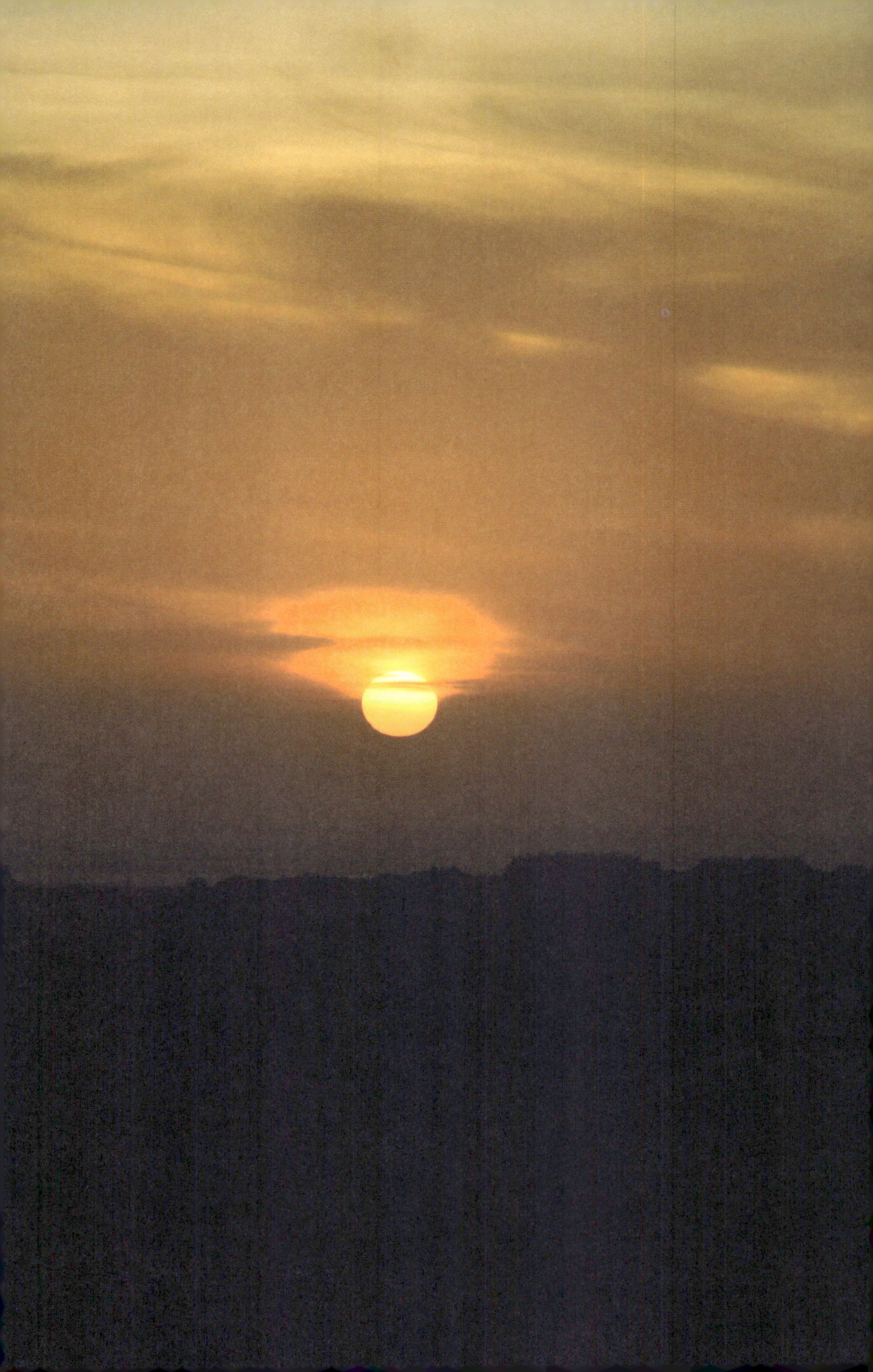

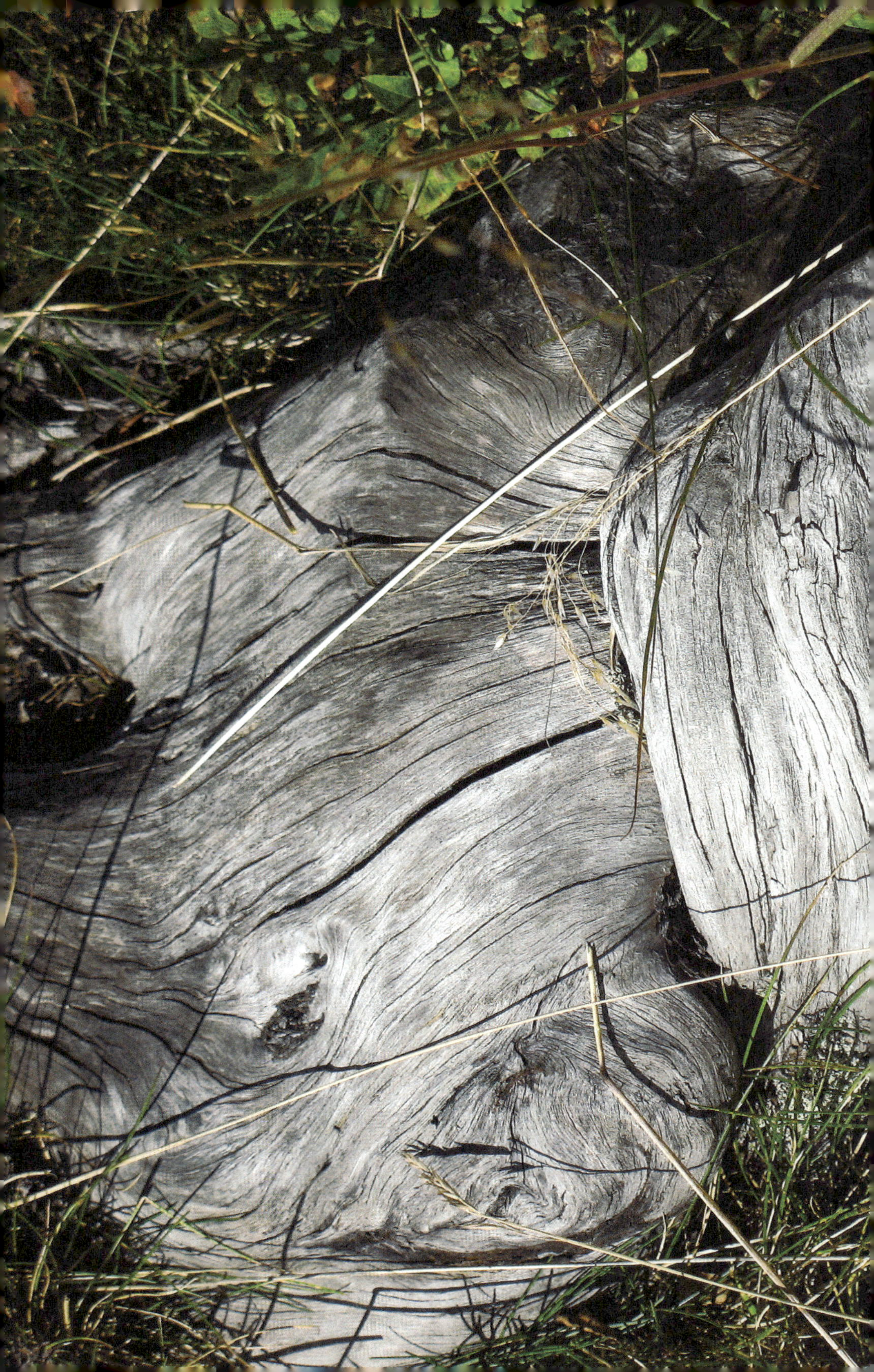

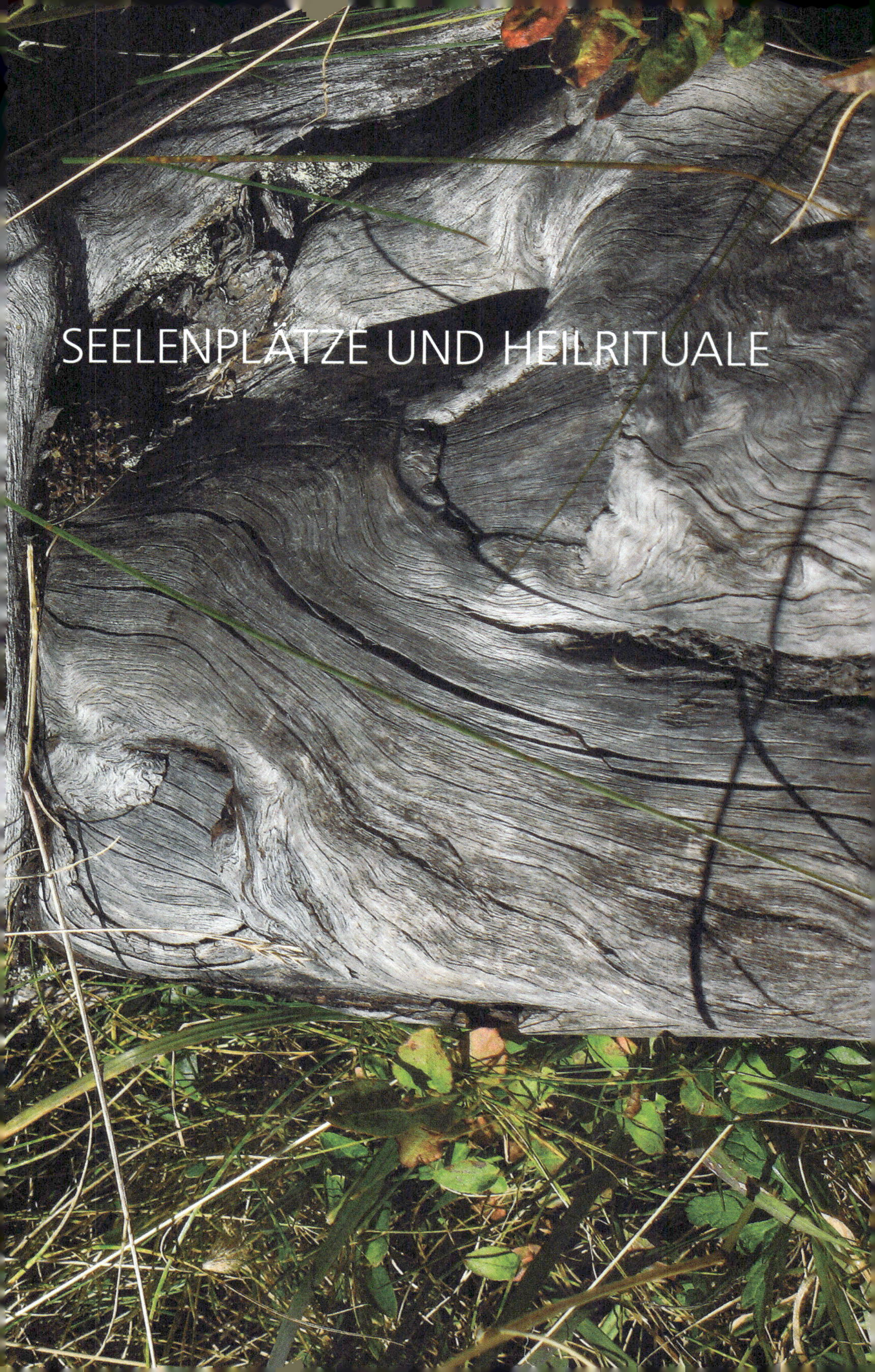

SEELENPLÄTZE UND HEILRITUALE

Eine Medizinwanderung

Sie haben sich Ihre Naturgegend ausgesucht: eine Landschaft, einen Park, ein Garten, ein kleines Stück Wildnis. Die hier wirkenden Naturkräfte werden einen starken Impuls auf Ihre Selbstheilungskräfte ausüben. Hier möchten Sie wieder in Ihre Mitte, in Balance kommen. Vielleicht waren Sie längere Zeit auf Krankheit fokussiert, haben verschiedene medizinische Behandlungen erhalten und sind nun entschlossen, Ihre Gesundheit wieder zu Ihrer eigenen Sache zu machen. Sie sind bereit, sich ganz auf das Abenteuer Heilung einzulassen.

Vielleicht sind Sie während der Zeit der Krankheit von Ihrer Familie und von Ihren Freunden stark unterstützt worden. So wichtig und nötig diese Begegnungen auch waren, nun brauchen Sie Ruhe. Auch von der sorgenden, ängstlichen Aufmerksamkeit, die Ihnen zuteil geworden ist, von den guten Ratschlägen Ihrer Lieben. Sie haben zudem erfahren, wie es ist, wenn Sie anderen von einer schweren Erkrankung berichten. Immer laufen Sie dabei Gefahr, die Energie von Angst und Mitleid anzuziehen anstelle der Kraft von Hoffnung und Heilung, die Sie eigentlich brauchen.

Es geht nun darum, wieder ruhiger und gelassener zu werden. Das geht oft am besten, wenn Sie es wagen, mit sich selbst allein zu sein. Sie haben einen Rückzug an einen Ort verdient, wo Sie ungestört erkunden können, was Ihr Körper, Ihre Seele, Ihr Geist jetzt brauchen. Die Natur gibt Ihnen Halt und hilft Ihnen, der eigenen inneren Weisheit zu lauschen. Darin liegt eine deutlich spürbare Medizin – eine Kraft, die aus Ihnen selbst kommt.

Ihr Aufenthalt in der Natur ist also mehr als ein Fitness- oder Wellnessevent. Ganz bewusst treten Sie über eine Schwelle in einen Heilraum, dessen Kräfte durch die Gestaltung einer rituellen Struktur noch stärker erlebbar und wirksamer werden. Ähnlich wie bei einer Medizinwanderung, wie sie die Naturvölker kennen, geht es darum, da draußen das zu finden, was Heilung und Wandlung bewirkt. Was Sie unternehmen, ist eine rituelle Wanderung, allein. Dabei ist es nicht wichtig, eine lange Strecke zurückzulegen oder ein bestimmtes Ziel zu erreichen. Sie sind präsent und offen, gehen dorthin, wohin Sie sich gezogen fühlen, geben sich genügend Zeit, auf Naturplätzen zu erleben, wie Wesen, die sie bevölkern, mit Ihnen zu kommunizieren beginnen. Eine Felsformation, der Ruf eines Tieres, ein Windhauch, ein Sonnenstrahl – das alles hat in diesem rituellen Rahmen eine Bedeutung. Achtsam nehmen Sie wahr, was die Natur Ihnen zeigt, was Sie von innen her anspricht. Sie gehen mit dem, was gerade ist. Schritt für Schritt, Zeichen für Zeichen, Entscheidung um Entscheidung gestalten Sie Ihren Heilungsweg.

Gut für dich selbst sorgen

Du brauchst nicht ständig und bei jeder Witterung draußen in der Natur zu sein. Darum geht es ja gerade: Du spürst deine Grenzen, entdeckst, wann sie einzuhalten oder zu überschreiten sind.

Du findest deinen eigenen Rhythmus wieder, deine Gangart, die dich zu Plätzen und Begegnungen führt, die dich berühren und dabei heilsam wirken. Lass dich ziehen, lass dich von deinem Naturplatz finden und wisse: Du bekommst den Platz, den du brauchst.

Zunehmend wirst du wieder klarer und kräftiger, spürst, wie weit du wandern oder spazieren magst. Ob du unter einem Baum verweilen, auf einer Wiese liegend die ziehenden Wolken beobachten, ein Feuer entfachen willst. Oder ob du in der Geborgenheit deines Zimmers ausruhen, den Geschehnissen und Begegnungen da draußen nachsinnen und dich für einen weiteren Gang in die Natur vorbereiten willst.

Ankommen im Heilraum der Natur

Vielleicht möchten Sie in Ihrem jetzigen Zustand nichts anderes tun als ausruhen. Sie sind unendlich müde von den Ereignissen der vergangenen Wochen oder Monate. Geben Sie Ihrem Bedürfnis nach und ignorieren Sie sämtliche Vorschläge in diesem Buch außer diesem: Wann immer möglich gehen Sie hinaus ins Freie, auch wenn Sie sich nach ein paar Schritten schon wieder hinsetzen müssen. Tun Sie es in Ihrem Rahmen, so wie meine Freundin Esther, die nach einer Krankheit zehn Sommertage in einer Mulde zwischen zwei Felsen verbrachte, ausruhte und es zuließ, dass die Kräfte der

Natur sie wieder in Balance brachten – ganz von selbst. Sie überließ sich dem Nichtstun, der Passivität, der Empfänglichkeit, der Ruhe. Sie taufte die kleine Alpwiese »Bett für müde Seelen« und sucht sie immer noch auf, wenn sie sich wieder einmal erschöpft fühlt. Sie verriet mir folgendes Heilritual, das sich bei ihrem Aufenthalt in den Bergen auf ganz natürliche Weise einstellte.

Ausruhen, dich fallenlassen

Finde einen Platz in der Natur, an dem du dich geborgen und geschützt fühlst.

Setz oder leg dich auf die Erde, spüre die Stellen, mit denen dein Körper den Boden berührt. Konzentriere dich dann eine Weile auf den Atem, ohne etwas daran verändern zu wollen. Entdecke, dass dein ausfließender Atem deinen Körper mehr und mehr auf die Erde sinken lässt. Vielleicht kannst du mit der Vorstellung spielen, wie es wäre, dich in den Schoß von Mutter Erde zu schmiegen. Lass dich von ihr tragen und halten.

Ihr kannst du mit jedem deiner ausfließenden Atemzüge deine Spannungen, Befürchtungen, Erwartungen, deine Wut, dein Kontrollbedürfnis, deine Müdigkeit und Hoffnungslosigkeit übergeben. Atme all dies einfach in die Erde, die bestens weiß, wie diese Kräfte zu lösen und zu wandeln sind. Mach dies so lange, bis Ruhe in dir einkehrt.

Nun kannst du mit jedem Einatmen die belebende und heilende Kraft der Erde in dich einströmen lassen.

Fühle, wie du auf der Erde ruhst. Sie trägt dich. Du bist angekommen.

Ein persönliches Heilritual finden

In der Einführung bin ich ganz allgemein darauf eingegangen, wie Heilrituale in diesem Buch verstanden werden. Um es noch einmal zu wiederholen: Heilung kann nicht gemacht und nicht erzwungen werden. Mit einem Ritual können Sie jedoch bekräftigen, dass Sie sich für den Heilungsprozess öffnen, ihn zulassen und nähren wollen.

Im Ritual verbinden sich Körper, Geist und Seele auf neue Weise. Zugleich werden Verbindungen zu Energien hergestellt, zu denen es im Alltag vermeintlich keinen Kontakt gibt. So sind Rituale auch Tore zum geheimnisvollen Urgrund, zur Quelle der Heilkraft.

Die hier beschriebenen Themen und Rituale sind als Anregung gedacht. Sie stellen in Ihrer persönlichen Reihenfolge Ihr eigenes Programm zusammen. Beginnen Sie dort, wo Ihr aktuelles Interesse gerade liegt, wo Sie beim Lesen hängen bleiben, wo Sie Lust bekommen, ein Angebot auszuprobieren. Gehen Sie es möglichst spielerisch an: Mal entwickelt es sich feierlich, mal ist es wie ein lustiger Tanz mit allen Wesen, die einen Naturraum bewohnen.

Lassen Sie sich von den Begegnungen da draußen inspirieren und von der Stimme Ihrer inneren Weisheit, die abseits der Alltagshektik bald klarer hörbar und deutlicher spürbar wird.

Vielleicht halten Sie sich anfänglich noch minutiös an die hier aufgezeichnete Vorlage. Doch das Vertrauen in Ihre eigene Kraft und in die Unterstützung, die Sie von der Natur erhalten, wächst schon beim ersten Versuch. Zunehmend werden Sie freier, die Rituale persönlicher und damit wirksamer. Sie können nichts falsch machen. Es muss einfach für Sie stimmen.

Trotzdem empfiehlt es sich, einige Grundregeln zu beachten. Hier, zu Beginn des Praxisteils, finden Sie daher Hinweise, die beim Eintritt in den Heilraum Natur wichtig sind. Es geht um die Absicht, die Schwelle, das Rufen der Kräfte. Es lohnt sich, diese Elemente der Rituale sorgfältig zu gestalten. Auf diese Weise sind sie auch ein Sicherheitsrahmen. Oder einfach ein roter Faden, der es ermöglicht, in feinstoffliche Dimensionen einzutauchen, und der ebenso hilft, aus diesen wieder ins gewohnte Erleben zurückzufinden. Im dritten Teil des Buches finden Sie dann thematisiert, wie Sie die Wiedereingliederung in den Alltag möglichst leicht bewältigen. Da geht es darum, eine Brücke zwischen dem Heilraum in der Natur und dem Ort, an dem wir alltäglich zu Hause sind, zu schlagen.

Gewisse Vorschläge möchten Sie vielleicht vorerst nur als Arbeitshypothesen verwenden. So nach dem Motto: Angenommen, es wäre wahr, was würde das für mich bedeuten? Spielen Sie mit ungewohnten Gedanken und Möglichkeiten. Dies kann die eigene Erfahrungswirklichkeit erweitern, das Tor öffnen für Begegnungen, die heilend und zauberkräftig sind.

Nichts machen, nichts leisten, kein Ritual gestalten und schon gar nicht ein Tagebuch führen – womöglich will bei Ihnen gerade ein solches Bedürfnis ernst genommen werden. Vielleicht notieren Sie trotzdem: Ich möchte mir Heilung schenken lassen! Diese Möglichkeit ist für viele ungewohnt. Doch auch sie weckt Fragen und öffnet neue Wege, sich dem Prozess ganz anzuvertrauen, sich dem Heilungsweg einfach hinzugeben.

Ein Tagebuch führen

Tagebuchschreiben hilft dir, präsent und offen zu sein, deinem eigenen Erleben zu folgen, dich von innen her ansprechen zu lassen und mit der Zeit den roten Faden im Geschehen zu erkennen. Welches war meine Absicht? Wie habe ich das Ritual erlebt? Welche Wirkung hat es auf mich? Das sind Fragen, die dich beim Schreiben leiten können.

In dem bewussten Alleinsein, das du gewählt hast, kann das Tagebuch ein Dialogpartner sein. Das Schreiben schützt dich davor, deinem Mitteilungsdrang nachzugeben und deine Erlebnisse geschwätzig unter die Leute zu bringen. Deine Erfahrungen sind in diesem Rahmen nur für dich von Bedeutung. Durch das Aufschreiben gibst du ihnen Gewicht, weil du sie erkennen und benennen musst. Beim Vorgang des Schreibens verdichten sich deine Erlebnisse, es können dir neue Einsichten zufallen oder die tiefere Bedeutung einer Begegnung klar werden. Vergiss auch deine Träume nicht.

Natürlich gibt es hier auch Platz für Bilder, Zeichnungen, Fundstücke und ebenso für Schwierigkeiten, Fragen, Zweifel. Schreib sie einfach auf. Im Rückblick kannst du später erkennen, wie sie sich gewandelt haben. Mit einem Eintrag ins Tagebuch kannst du am Ende des Tages würdigen, was hinter dir liegt, was du abgeschlossen und was du angefangen hast. Du erkennst, welche Spur du weiter verfolgen willst, welches Thema nun als Nächstes ansteht, wie es morgen weitergehen soll. Ein solcher Tagesabschluss ist ein heilendes, klärendes Ritual.

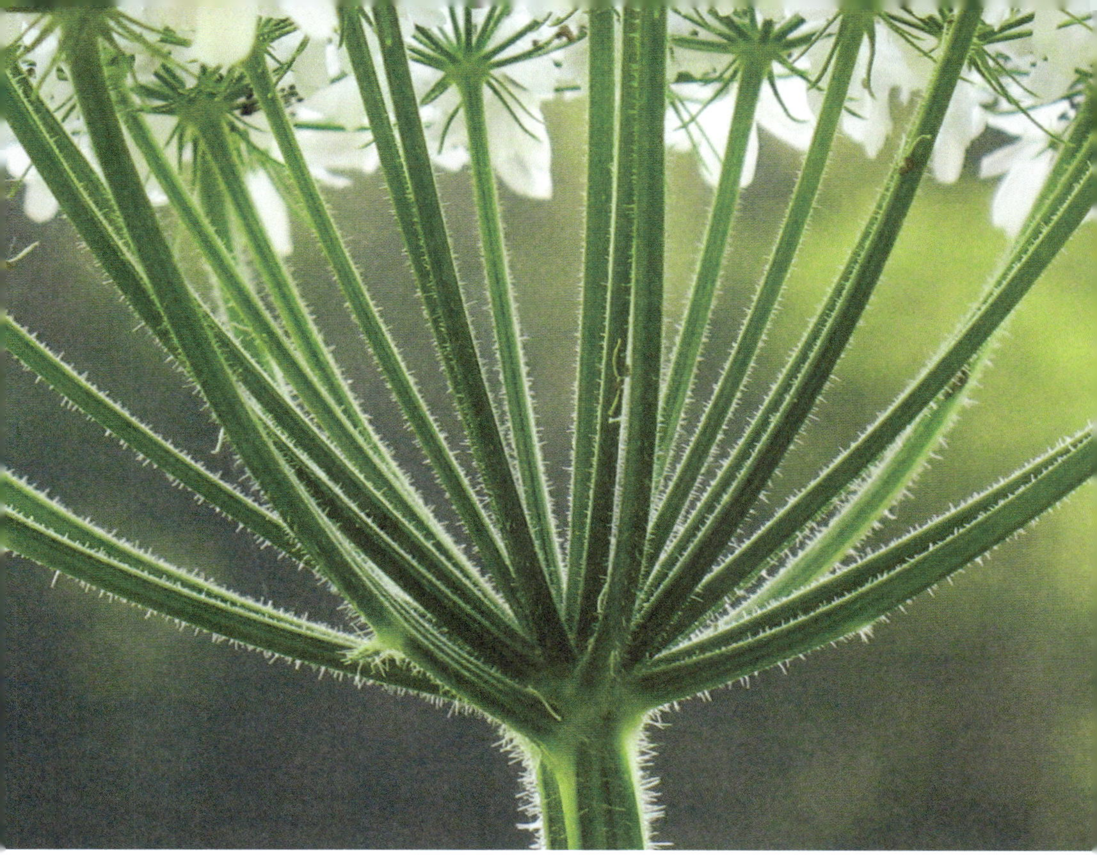

Die Erkenntnis zulassen, dass die Erde voller verborgener Schönheit ist.

Die Sinne wecken, die Wahrnehmung öffnen

Viele Menschen verlieren mit Ausbruch einer Krankheit das Vertrauen in sich und in die helfenden Kräfte. Oft geraten sie in ein Chaos der Gedanken und Gefühle. Warum ich? Warum gerade jetzt? Warum habe ich nichts gemerkt? Wer oder was ist schuld? Eines ist sicher: Das Herumwälzen solcher Gedanken, das Suhlen in Schuld- oder Rachegedanken kappt unsere Verbindung zur Natur, schwächt unsere Selbstheilungskräfte.

Sich dem Wetter aussetzen, dem Wind und dem Regen, dem unebenen Gelände, sich auf eine Sommerwiese oder an einen Wildbach setzen, ein Feuer im Freien entfachen, all das hilft, dem Kreisen der stets gleichen Gedanken zu entkommen. Es weckt die Sinne und die Wahrnehmung: Nun spüre ich mich wieder. Nun komme ich zu Kräften. Jetzt beginnt meine Heilung.

Geben Sie sich für diese Erfahrung genügend Raum. Zu einem späteren Zeitpunkt werden Sie sich auch offenen Fragen und dem Klären von

Beziehungen zuwenden können, wenn denn diese Probleme noch bestehen sollten. Vorschläge dazu finden Sie ebenfalls in diesem Buch.

Dich wieder spüren

Wenn dein Gesundheitszustand es zulässt, setz dich der raueren Natur aus: dem Wind, dem Regen. Geh mit nackten Füßen durch den Bach, über Kieselsteine, den Hügel hinauf. Streife durchs Gebüsch oder klettere über umgestürzte Baumstämme. Wichtig ist, dass du deinen Körper wieder spürst, sodass dein Gedankenkarussell zur Ruhe kommt.

Rieche an den Bäumen, lausche den Blättern im Wind, dem Gesang der Vögel. Leg deine Stirn an Baumrinden, auf Moos, auf Gestein. Fühle die unterschiedliche Temperatur, die andere Beschaffenheit, erkenne den Geruch. Lass deine Sinne auf diese Weise wieder erwachen. Spüre deinen Körper. Wo empfindest du deine Mitte?

Versenke dich in einen Blumenkelch, erahne, dass seine Tiefe über die sinnliche Wahrnehmung hinausführt.

Vertraue darauf, dass deine Kräfte auf diese Weise erwachen, deiner Heilung nichts mehr im Wege steht.

Im Gehen der Spirale

Eine Medizinwanderung geht meist nicht geradeaus. Auch der Heilungsprozess verläuft nicht linear. Mal geht es besser, mal schlechter. Es gibt, vordergründig gesehen, Fortschritte und Rückfälle. Von Letzteren lassen wir uns oft entmutigen. Da ist es hilfreich zu wissen, dass Heilung eher spiralförmig verläuft – so wie alles Lebendige sich entwickelt. Immer wieder begegnen wir einem bestimmten Problem, einem Thema, einem Leiden, von dem wir glauben, dass wir es ausreichend geklärt und therapiert hätten. Doch wenn wir genau hinschauen, entdecken wir, im Bild der Wendeltreppe ausgedrückt, dass wir es beim erneuten Auftauchen nun von einem höheren Standpunkt aus betrachten können.

Wenn wir dem Spiralweg folgen, führt er uns oft hinein ins Zentrum, in die Tiefe, zur Umkehr, um dann erneut den Bogen nach außen zu drehen. Jede Krankheit, jede Krise kann dabei unsere Lebendigkeit nähren, den Bogen der Spirale weiten. Und jeder Gang in der Spirale kann, wenn wir bereit dafür sind, unserem Leben mehr Wissen und neue Tiefen hinzufügen.

Die Spirale ist ein uraltes heiliges Symbol aller Kulturen. Sie steht für die dynamische Bewegung des Lebens und zugleich für die innere Ordnung allen Seins. In der Natur ist die Spiralform überall zu finden. Schnecken, Muscheln, Pflanzen, Spinnennetze, Wasserstrudel, Windhosen, unsere Erbsubstanz DNA – sie alle sind spiralförmig konstruiert, und die Wege aller Himmelskörper verlaufen in dieser Form. Auch hier zeigt sich: Das Leben ist nicht statisch. Alles ist in Bewegung, entwickelt, entfaltet sich. Nichts lässt sich kontrollieren. Aber wir können an dieser Bewegung teilnehmen.

Dem Spiralweg folgen

Geh hinaus in die Natur und entdecke, wie Spiralen sich entfalten.

Suche dir dann einen Platz mit einer weichen Bodenbeschaffenheit, wo du mit deinen Füßen eine Spirale in den Untergrund treten kannst. Oder du legst sie mit Steinchen oder sonstigen Fundstücken. Geh hinein, folge dem Spiralweg, fühle das Hinein- und das Hinausgehen, das Ankommen in der Mitte, die Umkehr, das Weiten des Bogens, das Ausweiten der Spirale.

Schreite langsam, lass Gedanken aufsteigen, nimm deine Gefühle wahr, die Impulse, die dein Körper dir gibt.

Mach einen Schritt nach dem anderen und bekräftige durch dieses Ritual, wieder aktiv und auf heilsame Weise am sich entfaltenden Prozess deines Lebens teilzunehmen.

Der Heilplatz und die Mitte

Sie haben für Ihre Genesung einen bestimmten Naturraum ausgewählt oder sich von ihm finden lassen. Er kann für Sie zu einem heiligen Hain werden, einem Ort, an dem das, was geschieht, besondere Bedeutung, Dichte und Tiefe erhält. Sie sind bereit, diese Landschaft in ihren vielen Schichten wahrzunehmen.

Versuchen Sie anfänglich, ganz einfach da zu sein, zu sehen, zu riechen, zu fühlen, zu lauschen. Begrüßen Sie auf Ihre Weise alle Wesen, die diesen Platz bewohnen. Wenn Sie spüren, dass dem nichts entgegensteht, können Sie durch einfache Handlungen die Bedeutung dieses besonderen Ortes würdigen: Sie beräuchern ihn, füllen ihn mit Ihrer Stimme, bauen einen Steinkreis.

Solche Handlungen helfen, in die Dimension einzusteigen, um die es hier geht. Das Wichtigste jedoch ist die innere Haltung, die Absicht und Bereitschaft, den Ort als lebendig zu erfahren und sich von ihm und all seinen verschiedenartigen Kräften berühren zu lassen. Sie werden ihn in seiner physischen Realität erfahren und, wenn es denn für Ihren Heilungsprozess sinnvoll ist, ebenso mit seinem feinstofflichen Reich in Kontakt kommen. Womöglich erfahren Sie, wie anscheinend feste Grenzen zerfließen, wie Sie eins werden können mit dem Baum, dem Fluss, dem Berg. Da ist es gut zu wissen, wie man sich nach solchen Ausflügen wieder zentriert, zurückkehrt zur eigenen Mitte, zum Ich-Gefühl.

Im Folgenden finden Sie einen Vorschlag, wie Sie den Kontakt mit Ihrem Naturraum aufbauen können. Es geht auch hier um ein gegenseitiges Kennenlernen. Erlauben Sie Ihrer inneren Weisheit und den Kräften des Ortes, Sie zu führen. Lassen Sie zu, dass die hier vorgeschlagene »Vorstellungsrunde« spielerisch verlaufen kann. Auf jeden Fall hat sie wenig mit unserem denkenden Verstand zu tun. Probieren Sie aus, was Sie erfahren können.

Dich ausdehnen und dich wieder zentrieren

Wandere zu deinem Platz in der Natur, an dem du dich geborgen fühlst. Lass dich von ihm bestaunen, während du mit deinen Füßen den Boden spürst, den Halt, den er dir gibt. Schüttle all deine Glieder, vielleicht magst du dabei Töne von dir geben.

Nimm mit all deinen Sinnen wahr, ohne bei einer Wahrnehmung zu verharren. Atme ein: Wie riecht der Ort? Atme aus und lass ihn dich beschnuppern.

Wende dich wieder dir selbst zu. Wo empfindest du heute deine Mitte. Leg deine Hand dorthin. Wie kannst du sie wahrnehmen, wenn du die Augen schließt? Ist sie kalt, warm, dunkel, hell, still, pulsierend oder zeigt sie sich dir in einer noch anderen Form?

Tu deinen Wunsch kund: Du möchtest diesen Naturplatz als Heilraum erfahren und bist bereit, dich sanft für seine Kräfte zu öffnen.

Versuche nun, deine Mitte bis zur Grenze deiner Haut auszudehnen. Geht das für dich besser mit dem Ein- oder mit dem Ausatmen? Geh dann darüber hinaus, bis wieder eine Grenze kommt. Erfahre, wie du auf diese Weise den Baum berühren, dem Bachlauf folgen, dich auf die Blumenwiese ergießen kannst.

Nimm deine Aufmerksamkeit wieder zu dir, zentriere dich ganz bewusst. Das Einatmen oder eine Geste kann dir dabei helfen.

Wie spürst du nun die Kraft in deiner Mitte? Gibt es ein Bild, eine Farbe, eine Empfindung dazu?

Die Absicht ist Heilwerden

Wenn Sie ein Heilritual gestalten, möchten Sie Heilung erfahren. Dies ist der Wunsch, die Absicht, die hinter dieser Handlung steht. Sie möchten damit die Kraft der Selbstheilung, die zur Grundausstattung eines jeden Lebewesens gehört, in Gang setzen oder unterstützen. Ihre Abwehrkräfte und die gesunden Zellen sollen so gestärkt werden, dass krankes Gewebe abgebaut wird und das gesunde Wachstum seinen Lauf nehmen kann. Es geht nicht um Kampf, sondern um den Lebensrhythmus der Wandlung. Dies gilt nicht nur für den körperlichen, sondern auch für den seelischen Bereich.

Sie haben also ein Ziel, wenn Sie hinaus in die Natur gehen. Und wie es Ziele an sich haben: Sie geben unserem Suchen eine Richtung. Gleichzeitig ist es wichtig, sich nicht mit einer konkreten Vorstellung auf einen bestimmten Ausgang zu konzentrieren. Denn dabei könnten Sie womöglich übersehen, was als Botschaft, Stärkung oder Richtungsanzeige am Wegrand oder im Verborgenen liegt.

So klären Sie denn Ihre Absicht und werfen sie gleichsam hinter sich. Sie soll die drängende Kraft in Ihrem Rücken sein. Vor Ihnen ist freie Sicht, ein weites Feld und ein sich öffnender Pfad, auf dem Sie sich dem Ziel nähern wollen. Nun braucht es Hingabe und Vertrauen, ihm zu folgen, es braucht den Mut, einzutauchen in den Rhythmus von Geschehenlassen und eigenem Tun.

Nun trägt Sie die Kraft der Absicht, wenn Sie den Heilraum der Natur betreten. Sie gestaltet den Weg, schützt sie und bewirkt vieles, was Ihnen auf Ihren Wanderungen begegnet. Alles, was sich Ihnen im Außen zeigt, steht in Resonanz zu dem, was in Ihrem Inneren Energie bekommt. So lässt sich die Absicht auch mit einer Antenne vergleichen, die ausgerichtet wird, um das für Sie Wichtige zu empfangen. Das können Erlebnisse sein, Begegnungen mit Naturwesen, Gefühle, Gedanken, Empfindungen, Bilder, Träume. Von ihnen können Sie annehmen, dass sie Teile dessen sind, wonach Sie suchen. Irgendwann beginnt die Deutung des Erlebten – bis es für Sie einen Sinn ergibt. Oder bis Sie erkennen, dass die Begegnung mit den Kräften der Natur Sie bereits verwandelt hat.

Wenn Ihr Grundanliegen Heilung ist, werden Sie da draußen in der Natur erfahren, dass einzelne Schritte dahin führen, die Sie je mit einem Ritual bekräftigen können. So kommen Sie nicht umhin, immer wieder aufs Neue Ihre aktuelle Absicht zu klären, zum Beispiel: Ich möchte meinen eigenen Rhythmus, mehr Lebenskraft und mehr Vertrauen finden, wieder Freude in mein Leben lassen.

Dabei ist es wichtig, sich eine Absicht nicht mit dem Ego, sondern aus der Seele heraus entwickeln zu lassen. Doch auch dies geschieht ganz von selbst, wenn Sie sich den Kräften der Natur anvertrauen. Es scheint, als ob die seelische Gegenwart der Natur die seelische Dimension der Menschen in Resonanz bringt und damit zu bewusstem Leben erweckt.

Alles, was nun geschieht, führt Sie zur Gesundung. Nichts ist falsch. Nichts kann schiefgehen. Sie sind auf Ihrem Heilungsweg.

Deine Absicht kundtun

Mit deiner Absichtserklärung betrittst du ganz bewusst deinen persönlichen Heilungsweg, anerkennst deine Selbstheilungskräfte und die unterstützenden Kräfte in der Natur und alles, was darüber hinausweist. Alles, was nun geschieht, führt dich zu deiner Kraft, zu dem, was sich entwickeln will.

Geh hinaus in die Natur und wandere mit den Fragen:

Bist du bereit, darauf zu vertrauen, dass dein Heilungsweg dich dorthin führt, wo du sein sollst?

Bist du bereit, nicht um das zu bitten, was du willst, sondern um das, was du brauchst? Um das, was der Absicht deiner Seele und des Universums entspricht?

Bist du bereit, deine Vorstellungen und Gedanken, wie es sein sollte, hinter dir zu lassen und Wandlung und Heilung zuzulassen, auf allen Ebenen deines Seins?

Bist du bereit, dich auch als Naturwesen, als Seelenwesen wahrzunehmen?

Bist du bereit, dir von Bäumen und Bächen, von Steinen und Felsen, Pflanzen und Tieren, Zeichen und Bewegungen, Licht und Schatten, Geräuschen, Düften und vom Windhauch Botschaften oder Kraft geben zu lassen?

Wichtig ist, dass diese Fragen gestellt werden. Lass die Antworten dir nach und nach zuwachsen. Bekräftige deine Bereitschaft dafür, indem du ein Zeichen setzt: eine Steinformation oder ein sonstiges Objekt aus Naturmaterialien.

Sich für schützende und helfende Kräfte öffnen

Mit Ihrem Entschluss, einen Heilplatz aufzusuchen, und mit der Absichtserklärung haben Sie kundgetan, dass Sie von nun an bewusst Ihren persönlichen Heilungsweg beschreiten und sich öffnen wollen für all die Kräfte, die Sie dabei unterstützend begleiten. Oft ist es jedoch so, dass Menschen gerade nach dem Ausbruch einer Krankheit, einer Krise oder nach einem Unfall erst neu Vertrauen in das Wirken dieser Kräfte finden müssen.

Die meisten von uns haben eine Vorstellung davon, von welchen unsichtbaren Kräften sie Unterstützung und Führung erwarten dürfen. Einige Menschen sprechen von Engeln, Christuskraft, Gott, Maria, Natur- oder anderen Geistwesen. Andere sehen den besten Schutz ganz einfach in der Essenz ihrer eigenen Lebenserfahrung. Damit in Kontakt zu sein, bringt für die einen ein Gefühl der Geborgenheit, andere spüren eine liebevolle Begleitung, die sich oft in sogenannten Zufällen zeigt. Viele Menschen haben eine besondere Verbindung zu Tieren, Pflanzen, Elementen oder Mineralien als ihren Verbündeten für Gesundheit und Wohlbefinden. Doch oft ist es eben so, dass wir uns in schwierigen Zeiten »von allen guten Geistern verlassen« fühlen.

Wie auch immer es für Sie in diesem Moment Ihres Lebens ist – Sie haben jetzt die Möglichkeit, sich neu auszurichten, Ihren Wahrnehmungs- und Erlebnisbereich zu erweitern oder zu vertiefen. Das Ritual des Kräfterufens kann Sie auf neue Weise empfänglich machen für die Hilfe, die auch für Sie bereitsteht. So gesehen ist dieser Akt der Anrufung nichts anderes, als dass Sie sich auf Unterstützung einstellen, sich für sie öffnen – auch wenn sie sich nicht immer so zeigen wird, wie Sie es sich im Voraus wünschen.

Das nächste Ritual ist ein Vorschlag, die Verbindung mit den helfenden Kräften zu erneuern. Womöglich fühlt es sich für Sie »richtiger« an, mit Ihrem Anliegen in eine Kapelle zu gehen, ein Kerze anzuzünden oder ganz einfach mit dem Wunsch um Unterstützung einen Spaziergang zu machen. Wichtig ist, mit der zu Ihnen passenden Handlung Ihrem Körper, Ihrer Seele und Ihren Helferkräften ein deutliches Signal zu geben. Es ist sinnvoll, um Hilfe zu bitten. Wie mir eine weise und hellsichtige Frau erzählte, würden die helfenden Kräfte selten von sich aus eingreifen, denn auch in den unsichtbaren Dimensionen gelte der freie Wille des Menschen.

Jeder Mensch erlebt das Berührtwerden durch die helfenden Kräfte auf ganz persönliche Weise. Mag sein, dass Sie anfänglich meinen, überhaupt nichts wahrzunehmen. Doch mit einer gewissen Übung wird es Ihnen leichter fallen, die wohlwollenden Wesen einzuladen und ihre Unterstützung zu erkennen. Sie können auch um Informationen darüber bitten, wie Sie das Ritual des Kräfterufens durchführen sollen, damit es für Sie wirksam und klarer spürbar wird. Gibt es ein Lied, eine spezielle Haltung oder ein besonderes Objekt, das Sie dazu benutzen können? Fragen Sie nach, lauschen Sie den Antworten, und Sie werden erfahren, dass Sie nicht allein sind, sondern umgeben und durchdrungen von den Kräften der Natur und des Universums.

Deine helfenden Kräfte einladen

Deine Absicht ist, all die helfenden Kräfte einzuladen, die dich auf deinem Weg der Heilung unterstützen.

Wähle für dieses Ritual einen Ort, an dem du dich sicher fühlst und dich ganz auf das Geschehen einlassen kannst. Zieh mit Rauch, Kerzen, Steinen oder mit einer Geste einen Kreis, stelle oder setze dich mitten hinein.

Rufe nun auf deine Art die helfenden Kräfte herbei. Mit der Stimme, einem Musikinstrument, einem Tanz oder ganz einfach mit deinen Gedanken oder einem Gebet. Du kannst dies in alle Himmelsrichtungen gewandt tun

Das Geflecht wahrnehmen, das uns hält, und die Stabilität, die wir dadurch gewinnen.

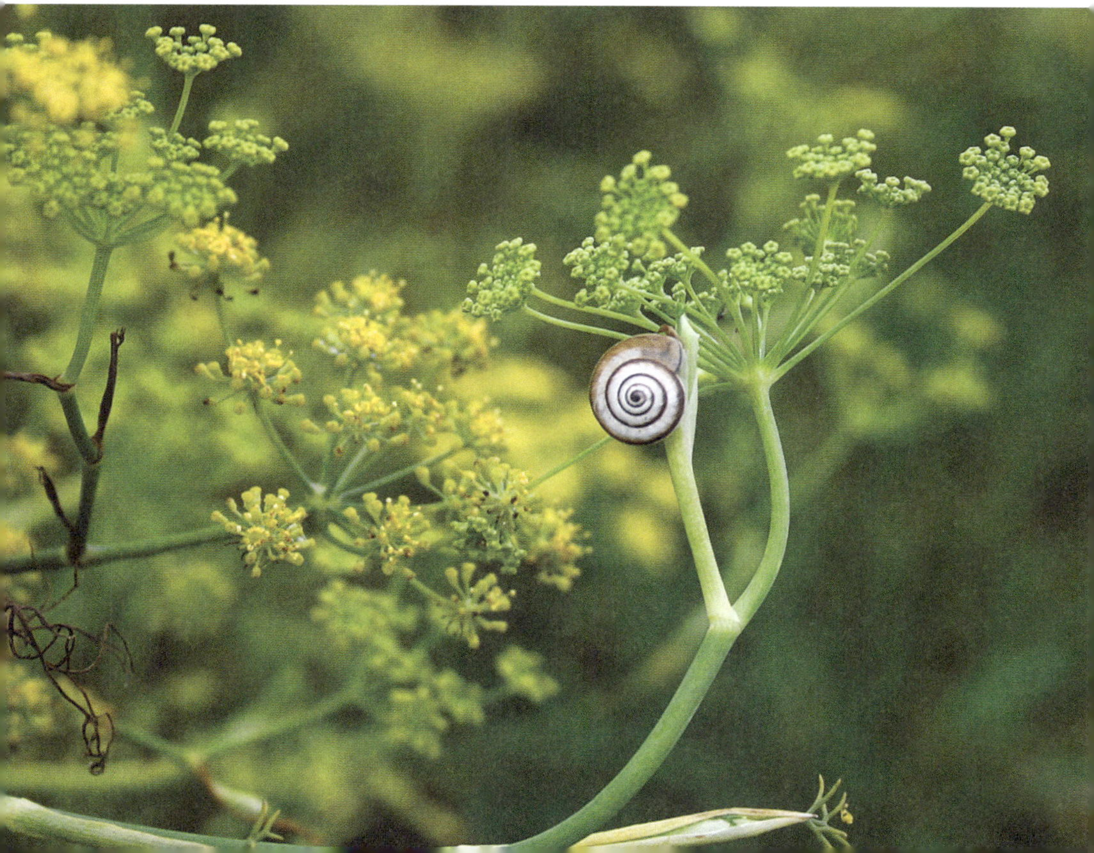

oder einfach so lange, bis du fühlst, dass sich etwas verändert, zum Beispiel indem ein Gefühl der Bestärkung in dir entsteht.

Nimm alles, was sich ereignet, wahr und werte nicht. Versuche, auch mit geschlossenen Augen Bilder, Farben oder sonstige Eindrücke zu erhaschen. Wundere dich nicht, wenn Erinnerungen aufsteigen: an Plätze deiner Kindheit, an Tiere, Speisen, Zustände, Menschen – auch verstorbene. Sie alle stehen dir nun zur Verfügung. Mit ihrer Kraft kannst du dich erneut verbinden.

Welche Wesen zeigen sich dir? Welche Tiere, Pflanzen, Elemente, Mineralien? Wo und wie spürst du, dass die Kräfte dich berühren? Vielleicht durch einen Windhauch, einen Lichtstrahl, ein Vogelzwitschern, durch Regen, der fällt, einen Duft, der aufsteigt? Durch eine Körperempfindung wie Gänsehaut, Schmerz, Wärme, Kälte, Wohligkeit, Lust? Durch Freude, Neugierde, neuen Mut?

Schließe das Ritual ab, indem du dich bedankst, den Kreis öffnest und heraustrittst. Nimm dir Zeit, den Boden unter deinen Füßen zu spüren, den Himmel über dir. Vielleicht kannst du dich gehalten fühlen – von Himmel und Erde.

Schreib deine Erfahrungen auf und gib ihnen dadurch noch mehr Bedeutung. Im Schreiben kannst du dir auch klarer darüber werden, wie du das Ritual fortan durchführen willst und mit welchen Kräften du dich wirklich tief verbinden willst.

Die Angst als schützende Begleiterin

Eine Krankheit, eine Krise hat unser Leben erschüttert. Nichts ist mehr so, wie es zuvor war. Wir fühlen uns der gewohnten Sicherheit entwurzelt, aus unserer Mitte, aus unserem Gleichgewicht gerissen. Die Nerven liegen blank, ruhelos tigern wir umher oder igeln uns ein, wälzen uns schlaflos durch die Nacht, warten auf den nächsten Schicksalsschlag. So kann Angst aussehen.

Im Grunde genommen ist Angst eines der wichtigsten Gefühle. Seit Urzeiten warnt sie uns vor Gefahr und befähigt uns zu Höchstleistungen. Das Gehirn schüttet Botenstoffe wie die Stresshormone Adrenalin und

Kortisol aus. Diese verleihen Körper und Geist in kürzester Zeit außergewöhnliche Kraft: Wir sind bereit zuzuschlagen oder zu fliehen und müssen blitzschnell der Situation angepasst darüber entscheiden, was nun angebracht ist. Diese Fähigkeit ist überlebenswichtig, wenn wir bei Bedrohung reagieren müssen. Ist die Gefahr beseitigt, können Körper und Geist wieder zur Ruhe kommen.

Doch nicht immer gelingt Letzteres so einfach. Angst kann sich regelrecht einnisten. Sie kann an frühere schwierige Erfahrungen anschließen. Sie wird durch Befürchtungen der anderen genährt, durch falsche, zu viele oder fehlende Informationen, durch fremde Krankengeschichten und Bilder des Schreckens. Die eigene Situation, der Klimawandel, der Diebstahl in Nachbars Haus, die Nachrichten in der Tagesschau, die überfüllte Straßenbahn – die Welt erscheint uns plötzlich als ein schrecklicher Ort. Das Herz rast, der Atem fliegt, Zittern, Verwirrung, Chaos, Panik erfasst uns. Wie nun sollte es möglich sein, sich in diesem Zustand aufzumachen, um allein da draußen in der Natur Heilrituale zu gestalten?

Vielleicht kann ich Sie mit folgenden Beobachtungen ermutigen. Wenn wir uns dem Wind und dem Regen aussetzen, barfuß über Moose und Steine laufen, ein Feuer anzünden, auf der Blumenwiese sitzen oder am rauschenden Bach – dann sind die Voraussetzungen gut, dass wir wieder im Hier und Jetzt ankommen und uns sehr lebendig fühlen. Die quälenden Gedanken um Vergangenheit und Zukunft verblassen. Wir spüren auf neue, fast vergessene Weise wieder unseren Körper. Seine Rastlosigkeit kann sich in Entspannung verwandeln. Müdigkeit, Hunger und Durst sind wieder spürbar. Und gleichzeitig ist da eine Klarheit, die Sinne sind offen, etwas Animalisches, Instinkthaftes erwacht, ein tiefes Empfinden von Zugehörigkeit zur Natur und zum Stirb-und-werde-Zyklus, den sie durchläuft. So kann die Angst vor Veränderung sich ganz natürlich in die Lust verwandeln, auf eine bisher nicht gekannte Art neu zu werden.

Doch bevor es so weit ist, dass Sie sich allein hinaus in die Wildnis wagen, gilt es wohl anzuerkennen, dass Angst etwas vom Quälendsten im Gesundungsprozess sein kann. Sie kennen vielleicht dieses große, diffuse Angstgefühl und womöglich auch die Angst vor der Angst. Da kann es helfen, sich diesem Überwältigenden zu stellen, es klar zu analysieren, aus ihm viele kleinere Einzelängste zu machen. Sie benennen dabei genau, wovor Sie sich fürchten: zum Beispiel davor, nie mehr gesund zu werden, vor einer

Operation, einer Therapie, vor Schmerzen, vor dem Sterben, dem Tod. Sie befürchten, Ihre Arbeitsstelle zu verlieren, nicht mehr für die Familie sorgen zu können, zu verarmen, hässlich und verlassen zu werden, andere Menschen zu enttäuschen. Sie haben womöglich Angst davor, nie mehr im Leben Freude empfinden zu können.

Vielleicht kann Ihnen eine Freundin oder eine therapeutische Fachperson bei der Entwirrung dieses Ängsteknäuels helfen. Oder Sie nehmen Ihr Tagebuch als Dialogpartner. Nach und nach können Sie sich lösen von übertriebenen Befürchtungen, und Sie entdecken mit Klarheit die Energie der wachenden, schützenden und Sie in schwierigen Zeiten begleitenden Angst.

Die Kraft der Angst verwandeln

Die Absicht ist, deine Ängste zu sammeln und zu benennen. Lass dir genügend Zeit dafür, dass dieser Prozess des Erkennens in Gang kommen kann. Das Schreiben und Festhalten hilft, dass das Angstknäuel sich ent-wickeln kann.

Mach eine Liste deiner Ängste und schreib jeweils daneben, was dir helfen könnte, zum Beispiel die Information durch einen Arzt, eine Zweitmeinung, Unterstützung durch einen Freund, das Gespräch mit einer Fachperson, eine medikamentöse Therapie, Entspannungstechniken, Begleitung in einer bestimmten Situation, Alleinsein und Nachdenken, Ablenkung, die Einhaltung oder Überschreitung einer Grenze, das Finden eines Rituals …

Du wirst erleben, dass sich beim Vorgang des Schreibens das diffuse Angstgefühl in handlichere, bewältigbare Probleme verwandelt. Du kannst auch erkennen, wo du fremde Ängste aufgenommen hast, vielleicht sogar manipuliert worden bist. Es kann dir die Einsicht zufallen, dass du zwar deine Ängste, aber niemals das Leben in den Griff bekommen kannst. Und diese Erkenntnis kann durchaus befreiend wirken.

In einem nächsten Schritt kannst du dich der Angst zuwenden, die du als wachsame Begleiterin würdigen willst. Geh mit der Frage spazieren, was deine dich schützende Angst braucht, damit sie sich nicht übermäßig aufblähen muss, damit sie dich sanft und hörbar warnen kann. Gibt es vielleicht einen Ort, an dem du dich ihr ganz bewusst zuwenden und ihr zuhören willst? Versuche, sie dir als Gestalt vorzustellen, mit der du sprechen und verhandeln kannst. Gibt es ein Ritual, mit dem du die Freundschaft mit ihr besiegeln willst? Führe es aus.

Wenn du entdeckst, dass fremde Ängste bei dir hausen, zum Beispiel von deinen Eltern übernommene oder aus deinen Internetrecherchen und Forumsbesuchen erworbene, finde heraus, wie du ihre Energie wieder dem Kreislauf der Natur zuführen kannst. Schreib sie auf, übergib sie dem Feuer zur Auflösung oder vergrabe sie in der Erde. Vielleicht hast du Ängste entdeckt, die an frühere, traumatische Erfahrungen anschließen. Die in diesem Buch später beschriebenen Rituale »Meine Erfahrungen würdigen, Fähigkeiten entdecken« (Seite 98), »Verlorene Kraft in deine Gegenwart holen« (Seite 100), »Entschwundene Seelenkraft zurücklocken« (Seite 103) können dir helfen, die damit verbundenen Ängste aufzulösen.

Schreib deine Erfahrungen in dein Tagebuch.

Über die Schwelle treten

Wer krank ist oder war, hat oft unerwartet und auf beängstigende Weise einen Übertritt in eine völlig andere Welt erlebt: vom Gesunden zum Kranken, vom normalen Alltag in den Krankenhausbereich oder in eine Lebensphase, die fremd und unwirtlich erscheint. Vielleicht sind auch Sie auf diese Weise von einem Moment auf den anderen in eine bisher unbekannte Lage katapultiert worden. Da kann es sehr heilsam sein, fortan Schritte in neue Lebensbereiche behutsam zu tun, die Schwelle, die es dabei zu überschreiten gilt, bewusst zu beachten und als solche zu würdigen – auch die in den Heilraum der Natur.

Sie haben sich entschlossen, für einige Tage nicht nur als gewöhnlicher Jogger, Spaziergänger oder als zielstrebige Wanderin unterwegs zu sein. Sie möchten bewusst mit heilenden Kräften in Verbindung treten. Da ist es hilfreich, dieses andere Unterwegssein für sich und für die unterstützenden Kräfte sichtbar zu machen. Zum Beispiel dadurch, dass Sie eine Schwelle markieren oder das natürliche Gelände als solche zu benutzen: ein liegender Ast, ein Durchschlupf zwischen zwei Felsen, eine Brücke über einen Bach, ein Strich, den Sie auf den Boden zeichnen.

Es lohnt sich, vor diesem Schwellenpunkt zu verweilen, sich und auch die Naturkräfte zu fragen: Bin ich willkommen? Die Antwort kann sich als Windstoß zeigen, als Geräusch, Tier, Wechsel des Lichts. Sie kommt als Regenschauer, als Bild. Oder als Gefühl, eine Zustimmung zu erhalten. Allein dieses behutsame Vorgehen, dieses Hinhorchen und Hinschauen hat schon heilende Wirkung. Es gilt auch die Abmachung: Hinter dieser Schwelle beginnt der Heilraum. Alles, was Ihnen nun gegenübertritt, hat seine heilende Bedeutung. Das Blubbern im Teich und der Schrei des Vogels, der Wuchs der Pflanzen und die Form der Felsen, der Duft der Blumen und die Weichheit des Moosplatzes, auch der verstauchte Fuß, der Wespenstich und die zufällige Begegnung mit anderen Menschen – all dies steht unweigerlich in Zusammenhang mit Ihrem Heilungsweg.

Eine Schwelle setzen und überschreiten

Setze oder entdecke ganz bewusst eine Schwelle, die du nun mit der Absicht überschreiten willst, Heilkraft zu finden. Halte vor dieser Stelle inne und spüre nach, ob du im Naturraum dahinter willkommen bist. Vielleicht brauchst du vor dem Eintritt eine Reinigung. Welches Element hilft dir dabei – Wasser, Erde, Rauch?

Überschreite dann die Schwelle und tu deine Absicht kund. Mit Worten, Gedanken, einem Lied oder wie immer du das tun möchtest. Begehe nun deinen Heilungsweg.

Sei dir bewusst, dass du von der alltäglichen Welt in deinen besonderen Heilraum eingetreten bist. Alles, was dir nun begegnet, hat eine besondere Bedeutung: Es bringt Heilkraft oder eine Botschaft.

Du kannst am Ende deines Aufenthalts wieder über diese Schwelle in deinen Alltag zurückkehren oder an einem anderen Ort eine Ausgangspforte entdecken oder gestalten.

Wenn du willst, kannst du an jedem Tag deines Aufenthalts in der Natur die Schwelle überschreiten. Damit markierst du deine Bereitschaft, dich auf einer noch tieferen Ebene auf deine Heilung einzulassen.

Wieder Boden unter den Füßen spüren

Es ist durchaus möglich, dass Sie die vorausgehend beschriebenen Rituale als fremd und kompliziert empfinden. Achten Sie gut auf diese Vorbehalte und entscheiden Sie, ob Ihnen vielleicht der folgende Vorschlag näherliegt.

Oft ist es doch so, dass eine Krankheit oder Krise uns den vermeintlich sicheren Boden unter den Füßen wegreißt. Wir geraten in einen eigenartig schwebenden Zustand, der sich unangenehm, richtungslos und beängstigend anfühlt. Da ist es an der Zeit, sich wieder zu »erden«, sich neu mit den Kräften der Erde zu verbinden. Unser Körper muss den Boden fühlen, wenn er leistungsfähig bleiben und eine gesunde Psyche beherbergen soll. So lädt Sie der folgende Vorschlag ein, den Erdkontakt wieder zu aktivieren – mit dem natürlichsten Mittel, das es gibt: dem Barfußlaufen.

Barfuß in weichem Sand gehen, durch feuchtes Gras, trockenes Laub, über kühles Moos und raue Kieselsteine. Wann haben Sie das zum letzten Mal gemacht? Unsere Füße sind nicht dafür vorgesehen, immer in Schuhen eingesperrt zu sein und dadurch den direkten Kontakt mit dem Untergrund zu verlieren. Heute spricht sich langsam wieder herum, wie heilsam diese natürliche Gangart eigentlich ist. Bei jedem Schritt werden die Fußsohlen massiert und viele Nervenpunkte aktiviert. Regelmäßiges Barfußlaufen hat viele positive Auswirkungen: Das Herz-Kreislauf-System wird angeregt, die Durchblutung im ganzen Körper wird gefördert, das Immunsystem gestärkt, der Blutdruck ausgeglichen. Muskeln, Gelenke und Bänder der Füße werden gestärkt, die Wirbelsäule entlastet. Der unmittelbare Kontakt der Fußsohlen mit dem Boden fördert die Konzentration und hilft, Stress abzubauen und neue Energie zu tanken.

Für Ungeübte ist es am Anfang vielleicht unangenehm, barfuß zu laufen. Die Füße müssen sich erst an die neue Bewegungsfreiheit gewöhnen. Beginnen Sie mit sanften Wald- und Wiesenwegen oder mit weichen Sandplätzen am Wasser.

Mit nackten Füßen

Wähle einen Naturplatz, an dem du dich geborgen fühlst und wo du mit nackten Füßen ein Ritual durchführen kannst, das dir den Boden unter deinen Füßen wieder ins Bewusstsein und in die Sinne ruft.

Setz dich hin, zieh Schuhe und Strümpfe aus, betrachte deine Füße ganz genau. Magst du sie in deine Hände nehmen, sanft massieren, fühlen, wie sie sich beleben? Vielleicht steigen Erinnerungen auf, wird dir bewusst, wie lange und gut sie dich schon durchs Leben tragen.

Stell dich nun mit nackten Füßen auf, stehe abwechselnd auf den Zehen, auf den Fersen, auf den Außenkanten der Füße. Dann stell dich ganz auf die Fußsohle, sodass du den Zehenabdruck, den Fußballen, die Ferse und den Außenrand der Füße spüren kannst. Nimm den Boden mit der ganzen Bewusstheit deiner Fußsohlen wahr, die Muskeln, die deine Beine aufrichten und halten, das Becken, das in der Mitte der beiden Schenkel ruht. Spüre deinen Körper, der vom Rücken und seiner Muskulatur aufgerichtet wird, deine Schultern, die über den Hüftgelenken schweben, die Halswirbelsäule und den Kopf, der jetzt spürbar mit dem ganzen Körper, den Beinen und den Fußsohlen verbunden ist.

Mach ein paar Schritte, fühle die unterschiedliche Beschaffenheit des Bodens und wie deine Füße, der ganze Körper und die anderen Ebenen deines Seins darauf regieren. Schreite eine Weile, Schritt für Schritt. Nimm wahr, wann es genug ist und schließe das Ritual mit dem bewussten Anziehen der Schuhe ab.

Die Wirkung dieser Art des Barfußlaufens kann unterschiedlich sein. Nicht immer führt es unmittelbar zu neuer Lebenskraft und Lebenslust. Wundere dich nicht, wenn du dich danach ausgelaugt und müde fühlst. Lass es einfach zu und wisse, dass die Erde über deine Füße die Kräfte aufgenommen hat, die du nicht mehr brauchst – dass sich hier auf ganz natürliche Weise eine Reinigung vollzogen hat. Das Erdreich wird diese Kräfte auf seine Weise umwandeln.

Wurzeln wachsen lassen

Du kannst das Heilritual des Barfußlaufens erweitern, indem du mithilfe deiner Vorstellungskraft Wurzeln aus deinen Fußsohlen wachsen lässt. Mit jedem Ausatmen kannst du sie tiefer in das Erdreich hineinwachsen lassen.

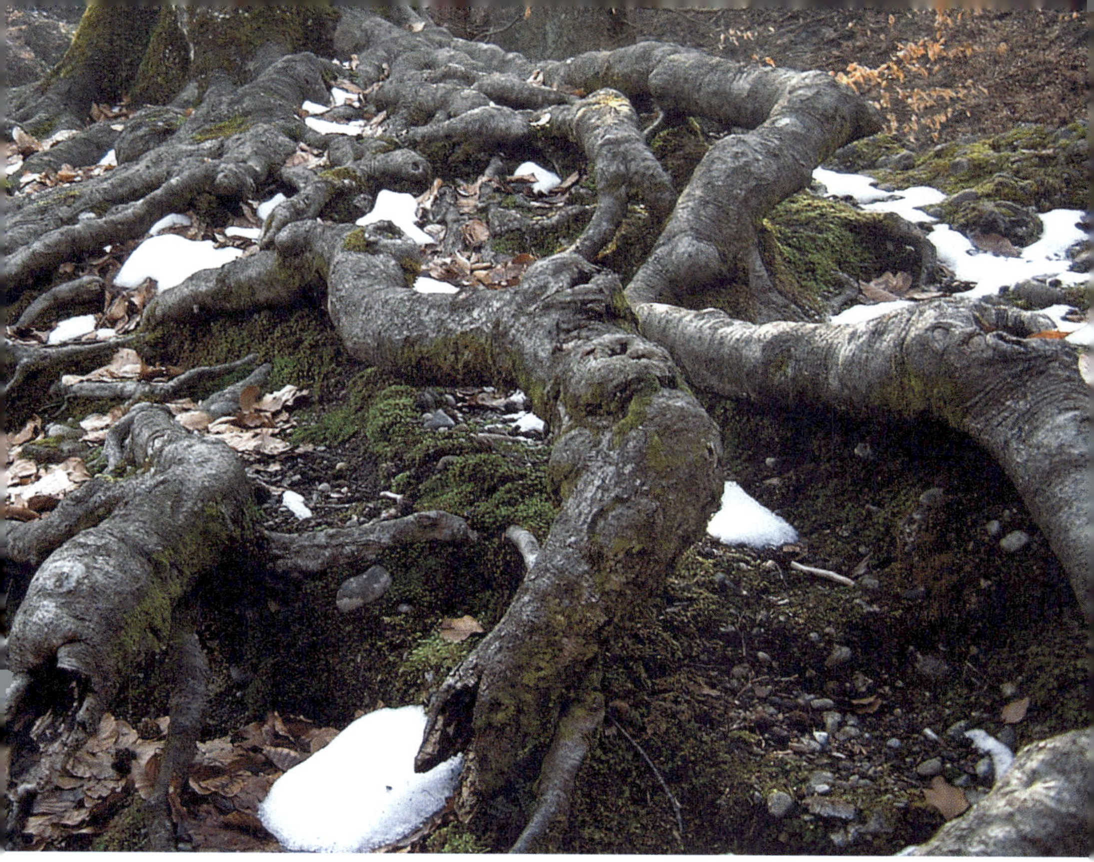

So genau wie möglich wahrnehmen, wie es sich anfühlt, an diesem besonderen Ort zu sein.

Nimm das Geflecht wahr, das dich nun hält, und die Stabilität, die du dadurch gewinnst. Entdecke, wie du durch deine Wurzeln und Fußsohlen deinem Körper heilsame Erdkräfte zuführen kannst. Vielleicht nimmst du sie als Farbe, Licht oder Wärme wahr. Lass sie mit jedem Einatmen durch deine Füße einströmen und sich im ganzen Körper, in jeder Zelle verteilen.

Nach einer Weile lässt du diese Erfahrung, diese Bilder verblassen, nimmst wieder Kontakt mit deinen Füßen auf, reibst sie trocken und lädst sie ein, wieder in die Schuhe zu steigen.

Genieße das Gefühl deiner warm werdenden Füße. Spüre, wie die Erde dich hält. Wie fühlt es sich für dich an? Du kannst dir diesen Zustand immer wieder in Erinnerung rufen, wenn du weniger geerdet bist. Wenn du magst, lass deine Füße tanzen, stampfen, springen, schreiten. Spüre, wie wunderbar es ist, mit deinen Füßen verbunden zu sein und zu wissen, dass sie den Weg zu deinen Heilplätzen finden werden.

Probleme hinaustragen

Oft ist es doch so: Wer krank ist, hat daneben auch noch andere Sorgen. Für die einen mag es ja stimmig und möglich sein, vom Krankenhaus aus Geschäfte oder Projekte voranzutreiben. Andere finden in ihrem Kranksein zu wenig Kraft, um Probleme zu lösen, in die sie wohl schon längere Zeit verstrickt sind. Und trotzdem ist da ständig dieses »Ich müsste …, ich sollte …, alles läuft schief, wenn ich nicht endlich …«.

Sicher, Herausforderungen sind da, um angepackt zu werden. Doch offenbar muss es auf andere Weise geschehen, als Sie es bisher versucht haben. Wie wäre es, wenn Sie sich für die Zeit Ihrer Genesung erlauben würden, auch den Problemen eine Auszeit zu gönnen? Was wäre, wenn diese dadurch erlöst, umgewandelt würden? Wenn Sie diese später in einer handlicheren Form wieder an sich nehmen und mit neuer Kraft im Alltag angehen könnten?

Natürlich ist es schwierig, Sorgen ganz einfach loszulassen. Vielleicht hilft Ihnen die Vorstellung, dass Sie sie für eine bestimmte Zeit von der Natur behüten lassen. Sie brauchen dann keine Angst haben, dass sie verloren gehen oder Sie nicht pflichtbewusst genug sind. Sie tun Ihr Bestes und verbünden sich mit der Wandlungskraft der Natur.

Gestalten Sie für sich ein kleines Ritual, das Ihnen hilft, Ihrer Genesung genügend Raum zu lassen. Zugleich anerkennen Sie damit Ihre Sorgen und gewähren ihnen und den oft damit verbundenen Menschen ebenfalls die Möglichkeit einer Wandlung. Sie werden staunen, wie wirksam diese Handlung ist und wie viel Gelassenheit sie bringen kann.

Sorgen behüten lassen

Schreib deine Sorgen in ein paar wenigen Sätzen auf.

Geh in die Natur und finde einen Platz, der sich zum Hüten deiner Probleme anbietet. Magst du deinen Zettel vergraben und damit der Erde zur Umwandlung übergeben? Ist es vielleicht ein anderes Element, das die oft verstrickten Sorgenkräfte lösen und dem natürlichen Kreislauf der Natur zuführen kann? Gib dir genügend Zeit für die Handlung, die dir stimmig erscheint.

Später, wenn du wieder bereit bist für deine Alltagssorgen, kannst du an diesen Naturplatz zurückkommen. Rufe dann alle Kräfte, die jetzt nötig sind, um das Problem auf konstruktive Weise anzugehen – sofern es denn noch bestehen sollte.

Lass dich überraschen, welch neue Sicht und Kraft dir zugewachsen ist.

Der Platz an der Sonne

Draußen sein, endlich wieder Sonne tanken – das ist es, wozu viele Genesende Lust verspüren. Luft und Licht verheißen Leichtigkeit nach schweren, dunklen Krankheitstagen. Wir spüren es deutlich: Die Sonne hat heilende Wirkung.

In der Antike galt das Sonnenbad als ideales Mittel, um den Körper zu stärken, die Leistungsfähigkeit zu erhöhen und die Abwehrkräfte zu unterstützen. Wir wissen auch um die sogenannte Heliotherapie, die zu Beginn des 20. Jahrhunderts neuen Auftrieb bekam, als die heilsame Wirkung des Sonnenlichts beispielsweise bei der Tuberkulose genutzt wurde.

Doch inzwischen hat die Schwächung der Ozonschicht, dieser Gashülle, die unseren Planeten vor der ultravioletten Strahlung der Sonne schützt, dazu geführt, dass wir uns dem Sonnenbad nicht mehr so unbeschwert und stundenlang hingeben können, wie das noch vor einigen Jahrzehnten der Fall war. Eindringlich wird von Hautärzten, von Seiten der Krebsprävention und nicht zuletzt auch von der Kosmetikindustrie vor den schädlichen Wirkungen von Sonnenlicht und UV-Strahlung gewarnt.

Doch zugleich kristallisiert es sich auch immer deutlicher heraus, wie notwendig die richtige Dosis Sonnenlicht für die Erhaltung der Gesundheit ist. Die menschliche Haut bildet im Sonnenlicht Vitamin D3, das wesentlich mehr kann, als den Kalzium- und Knochenhaushalt zu steuern. Sonnenlicht fördert unsere Vitalität, unsere körperliche Leistungsfähigkeit, unser seelisches Wohlbefinden. So gilt denn im Umgang mit dem Sonnenlicht wie bei fast allem: Es muss zwischen Risiko und Nutzen abgewogen werden. Ein goldener Mittelweg, nämlich eine wohldosierte und richtige Anwendung des Heilmittels Sonne, bringt den größten Nutzen.

Sicher sollte ein zu langer, ungeschützter Aufenthalt in der Sonne grundsätzlich vermieden werden. Es ist wichtig, die Haut allmählich an das Sonnenlicht zu gewöhnen, den körpereigenen Lichtschutz wie Pigmentierung und Lichtschwiele, also eine Verdickung der Hautschichten, sich aufbauen zu lassen. Das gelingt während kurzer Sonnenbäder im Verlauf von mehreren Wochen: den Körper für kurze Zeit großflächig und ungeschützt dem Sonnenlicht hingeben, furchtlos und bewusst die Wärme auf der Haut spüren. Natürlich nicht stundenlang, wenige Minuten genügen.

Vor, während und nach einer medizinischen Strahlentherapie ist dieser direkte Kontakt mit der Sonne nicht günstig. Verweilen Sie auf schattigen Plätzen, wandern Sie im Wald, am frühen Morgen oder abends, wenn die Sonne Ihren Heilungsweg sanft begleiten kann. Erfahrungen, wie sie im als zweites Ritual folgenden Vorschlag »Von Licht erfüllt« beschrieben werden, können außerdem dazu beitragen, mögliche Schrecken einer Strahlentherapie zu lindern.

Sanftes Sonnenbad

Lege oder setze dich für ein paar Minuten ins Sonnenlicht. Spüre die Wärme auf deiner Haut. Schließ die Augen und nimm auch so das Licht der Sonne wahr. Folge dann eine Weile deinem Atemrhythmus. Lass es einfach atmen.

Nun erlaube dir, mithilfe deiner Vorstellungskraft Atem und Licht zu verbinden: Lass mit dem Einatem die Heilkraft der Sonne eintreten und mit dem Ausatem an den Körperort strömen, wo sie gebraucht wird.

Wo im Körper kannst du Sonnenlicht sammeln? Wie machst du das? Wie nimmst du es wahr?

Spüre, wie dein Körper darauf reagiert, und komm mit einem tiefen Atemzug wieder aus dieser Erfahrung zurück. Öffne die Augen, bewege dich. Spüre deine Lebenskraft.

Dieses Heilritual lässt sich variieren und weiterentwickeln. Wichtig ist, es jeweils nur für ein paar Minuten durchzuführen.

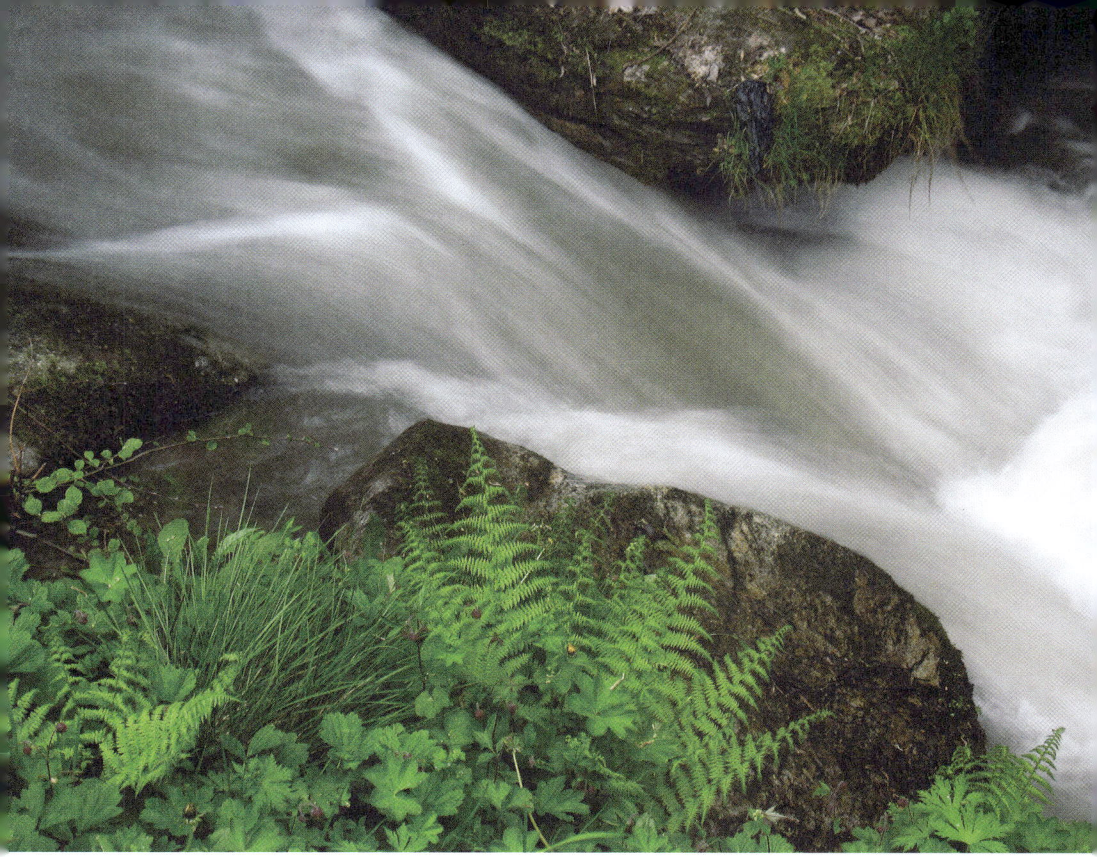

Wasser schenkt Reinheit, Klarheit, hält uns den Spiegel vor und weist über sich hinaus auf den großen Kreislauf des Wandels.

Von Licht erfüllt

Mit einiger Übung wird es dir nicht schwerfallen, für diese Lichterfahrung auch ohne Sonne auszukommen.

Erlaube deiner Vorstellungskraft, dir dabei zu helfen, dein inneres Licht zu fühlen und zu sehen. Lass es von deinem Zentrum aus strahlen, lass dich von ihm durchstrahlen, jede Zelle deines Körpers erleuchten, dunkle Stellen sanft umschmeicheln. Erfahre, wie sie durchlässiger werden.

Sobald du spürst, dass du ganz von deinem Licht erfüllt bist, lass es über die Grenzen deines Körpers hinaus ausstrahlen. Erfahre, wie dein Licht aus jedem Teil deines Körpers fließt und wie es trotzdem nicht weniger wird. Erfahre, wie du pulsierst, verbunden bist mit dem Licht der Sonne, dem Feuer der Erde, dem Leuchten der Pflanzen, Tiere und Menschen.

Komm zurück, öffne deine Augen, spüre deinen festen Körper. Wie fühlt er sich an? Wie hat sich deine Stimmung verändert? Welche Erfahrung möchtest du in deinen Alltag tragen?

Sich reinigen lassen

Wer sich auf den Weg zur Heilung macht, empfindet oft ein tiefes Bedürfnis nach Reinigung. Medikamente, Strahlen- oder Chemotherapien wurden gegen die Krankheit eingesetzt. Sie belasten zugleich unseren Körper, der nun oft darin unterstützt werden muss, Abbauprodukte und giftige Stoffe über Niere, Darm, Lunge und Haut auszuscheiden. Ganz zu schweigen von emotionalen und geistigen Schlacken, die aus unserer Begegnung mit Ärzten, Pflegefachleuten, wohlmeinenden Mitmenschen, Krankenhäusern, Fachliteratur und Statistiken in unserem System zurückgeblieben sind. Mehr dazu finden Sie unter »Fremde Einflüsse freilassen« auf Seite 78.

Die Alternativmedizin kennt viele Möglichkeiten wie Heilfasten, Kräuter- und Mineralstoffkuren sowie günstige Ernährung zur Entschlackung und Entgiftung. Ich möchte aufzeigen, wie das Draußensein in der Natur, die Bewegung mit und zugleich die Konzentration auf die eigenen Selbstheilungskräfte wie von selbst helfen, Überflüssiges und Ungesundes abzuladen. Es ist ein Reinigungsprozess, der auf körperlicher, geistiger und seelischer Ebene erfolgen und während der ganzen Zeit der Medizinwanderungen und Heilrituale in der Natur andauern kann.

Bei vielen Vorschlägen in diesem Buch, die diesen natürlichen Prozess unterstützen, finden Sie Hinweise, wie Sie fremde Partikel und störende Kräfte loswerden können. Doch grundsätzlich gilt: Nähren Sie das Werdende, die neue Kraft, die gesunden Zellen – das Alte wird dann ganz schnell ausgeschieden.

Welches Element hilft dir, dich zu reinigen?

Bei allen Reinigungsritualen geht es um die Balance zwischen Geschehenlassen, das heißt Vertrauen in das Wirken der Naturkräfte, und eigenem Tun.

Wandere mit der Absicht, einen Ort zu finden, der dir reinigende Kräfte zukommen lässt. Welches Element hilft dir dabei? Du kannst ihm mit jedem deiner Atemzüge das, was nicht zu dir gehört und deshalb für dich ungesund ist, zukommen lassen. Lass zum Beispiel über deine Füße alle Fremdpartikel in den Bach fließen.

Du brauchst das Störende und Ungesunde nicht genau zu kennen oder zu benennen. Vertraue der harmonisierenden Wirkung der Natur. Lass den Wind dein Gehirn von allen fremden Gedanken auslüften, übergib dem Feuer als Nahrung, was du nicht mehr benötigst. Vergrabe in die Erde, was du zurzeit nicht bewältigen kannst. Finde ein Symbol dafür oder schreib es auf einen Zettel. Lass es im Erdreich ruhen und sich in reine Lebenskraft verwandeln.

Vielleicht magst du darüber nachsinnen, wie das Feuer etwas auflöst, wie das Wasser, die Erde, die Luft es tun. Mehr darüber zu wissen hilft, auf die Wandlungskraft der Elemente zu vertrauen. Darauf, dass sie gebundene Kraft lösen und wieder dem natürlichen Kreislauf zuführen.

Den Bäumen begegnen

Es gibt eine sehr tiefe Verbindung zwischen Menschen und Bäumen. Nicht nur die Luft zum Atmen verdanken wir ihnen. Von jeher werden ihnen mächtige Kräfte zugesprochen. Sie nähren, wärmen, schützen uns und stehen für Wachstum, Kraft und die ewige Erneuerung des Lebens im Kreislauf der Natur. Unsere Vorfahren erfuhren dies noch unmittelbarer als wir. Deshalb verehrten sie die Bäume, die oft als Sitz der Götter, als Aufenthaltsort der helfenden Ahnen oder gar selbst als göttliche Wesen galten.

Die Heilkraft der Bäume ist uns auch heute noch bekannt. Es gibt zahlreiche Salben, Tinkturen oder Tees aus ihren Früchten, Blättern und Rinden. Doch eine ebenso wichtige Rolle spielt die geistig-seelische Kraft des Baumes, die direkt auf unsere Stimmung und schließlich auch auf unsere körperliche Befindlichkeit wirkt. Wer sich für eine Weile an einen Baum lehnt, kann dies spüren.

Zur Ruhe kommen, sich abkühlen, einen klaren Kopf bekommen, wieder beweglich werden, sich erfrischen, sich zentrieren, auftanken, sich stärken, getröstet, inspiriert werden – davon berichten Menschen, wenn sie mit Bäumen in Verbindung treten. Offensichtlich wirkt der Kontakt entspannend, reinigend und klärend auf Geist, Seele und Körper. Der Druck auf der Brust schwindet, die Atmung vertieft sich, neue Kraft beginnt zu fließen, Leichtigkeit und Munterkeit können wieder in unser menschliches

Leben treten. Und tatsächlich gelingt es Bäumen, uns mit einer ganz besondern Lebensweisheit zu überraschen und mit Gelassenheit zu erfüllen.

Sich mit einem Baum verbinden

Geh mit der Absicht in die Natur, einen Baum zu finden, der dir in der jetzigen Situation helfen kann.

Welche Bäume sprechen dich an? Geh in ihre Nähe, wahre aber noch eine gewisse Distanz. Achte auf ihren Geruch. Wenn du ihn gern einatmest, ist das ein gutes Zeichen. Wie wirkt die äußere Erscheinung der Bäume auf dich, ihr Wurzelwerk, ihr Stamm, ihr Laub- oder Nadelkörper? Achte auf deine Empfindungen und wähle einen, bei dem du dich aufgehoben, gehalten, unterstützt fühlst.

Lädt er dich ein, näherzutreten? Begrüße ihn, und er wird dir auf seine Weise zeigen, ob du dich an ihn anlehnen, auf seinem Wurzelwerk sitzen, ihn umarmen oder doch in einer gewissen Entfernung bleiben sollst.

Gib dir Zeit, bei deinem Baum anzukommen – auch in seinem feinstofflichen Raum. Atme ein, was er dir bietet, übergib ihm deinen Ausatem als Geschenk. Fühle dich dadurch verbunden. Schon dies ist heilsam.

Zwiesprache mit dem Baum

Du kannst den Kontakt mit deinem Baum intensivieren, indem du ihn regelmäßig besuchst und seine Wandlung zu verschiedenen Zeiten wahrnimmst. Gerade in der Nacht und zu Dämmerzeiten fällt es dir vielleicht leichter, ihn als charaktervolles lebendes Wesen zu erkennen, mit dem du auf deine Weise Zwiesprache halten kannst.

Erzähle ihm von deinen Problemen, lass zu, dass der Baum Erinnerungen weckt und längst vergessen geglaubte Gefühle, die dich ganz erfüllen können. Ein Baum kann dich mit einer Lebensweisheit überraschen, mit einer neuen Einsicht, mit Trost und Gelassenheit. Lass es einfach zu. Dein Verstand weiß nicht, wie er das einordnen soll. Dein Herz aber versteht.

Zwischen Himmel und Erde

Manchmal ist plötzlich der Wunsch da, sich noch enger mit dem Baum zu verbinden. Und manchmal geschieht es ganz von selbst: Du wirst zum Baum.

Geh zu einem Baum, der deine Nähe zulässt. Nimm im Fluss des Atems den Lebensstrom in dir wahr. Betrachte und befühle den Stamm des Baumes. Vergegenwärtige dir das Strömen seiner Säfte, atme mit ihnen. Lehne dich mit dem Rücken und dem Kopf an den Stamm.

Lass dann deine Wahrnehmung zu deinen Füßen sinken, zur Erde darunter, lass dir mithilfe deiner Vorstellungskraft Wurzeln wachsen, die sich mit jedem Ausatmen feiner verzweigen, tiefer ins Erdreich ausbreiten und sich mit denen des Baumes verflechten. Wiege dich im Halt, den du dadurch gewinnst. Mit jedem Einatmen kannst du Kraft aus der Erde in dich einströmen lassen. Nimm sie auf deine Weise wahr.

Dann lass die Wahrnehmung aus deinen Wurzeln, aus deinem Stamm aufsteigen. Lass aus deinen Schultern, aus deinen Armen, aus deinem Scheitel Äste wachsen und sich immer feiner verzweigen. Atme in deine Krone, spüre beim Einatmen, wie der Wind dich wiegt, wie die Zweigspitzen die Lebensströme aus kosmischen Höhen aufnehmen. Lass sie sich sanft im ganzen Geäst, in den Blättern, den Blüten oder Früchten verteilen, lass sie in den Stamm und in die Wurzeln sinken. Spüre die Verbindung von Himmel und Erde. Lass dich nähren.

Nach einer Weile lässt du die Erfahrung verblassen. Zieh deine Wurzeln und deine Äste zurück. Sei wieder Menschenkörper. Die frischen Kräfte sammelst du in deinem Zentrum, in deiner Mitte. Mögen sie heilsam wirken.

»Reiß dich doch zusammen!«

Mag sein, dass man Sie während Ihrer Krankheit mit diesem Satz zurechtgewiesen hat. Vielleicht taten Sie es auch freiwillig: um Ihre Angehörigen zu schonen, eine angenehme Patientin zu sein, ein positiver Kranker, ein leuchtendes Vorbild in dieser schwierigen Lebenslage.

Da draußen in der Natur ist niemand mehr, dessentwegen Sie sich zusammennehmen müssten. Und Sie spüren deutlich, wie es unter der Oberfläche brodelt und jederzeit zum Ausbruch kommen kann: Sie fühlen sich verletzt, verkrüppelt, hässlich. Womöglich sind Sie böse auf sich selbst oder fühlen sich als Opfer, ungerecht behandelt, von allen guten Geistern verlassen. Nie mehr werden Sie sein wie früher. So jung, so schön, so unversehrt.

Hier draußen können Sie es sich so richtig schlecht gehen lassen. Endlich müssen Sie sich nicht mehr zusammenreißen. Hier ist niemand, der Ihre Gedanken und Gefühle zurechtbiegen will. Hier müssen Sie keine Rücksicht auf andere nehmen, die Ihren Zustand nicht ertragen. Hier draußen dürfen Sie sein, was Sie sind: ein verletztes Wesen. Lassen Sie zu, dass die Natur Ihnen Ihr Elend spiegelt: der knorrige Baum, der begradigte Wildbach, die verwüstete Blumenwiese. Sie sind eines unter vielen verletzten Wesen.

Hier dürfen Sie jammern, klagen, weinen, schreien. Dieses Zulassen weckt alle Kräfte, auch die Selbstheilungskräfte. Natürlich geht es nicht darum, sich ins Elend hineinzusteigern. Vielmehr soll der große Schmerz endlich seine Anerkennung finden. Endlich dürfen alle Gefühle zum Zuge kommen. Denn alles, was Gefühle brauchen, ist, als solche erkannt und gefühlt zu werden. Dann können sie sanft wieder entschwinden, sich wandeln – ganz von selbst.

Lassen Sie zu, was ist: Kranksein, Verletztsein, Schmerzen, Sorgen, Ängste. Es geht um ein Akzeptieren: So bin ich jetzt. Mit allem Ärger, allen Zweifeln und Sorgen. Wenn Sie befürchten, dass der Kummer Sie womöglich hinwegschwemmt, freunden Sie sich erst einmal nur lesend mit dieser Möglichkeit des Zulassens an. Finden Sie für sich eine Form sinnvoller Begrenzung, innerhalb deren Sie diese Gefühle anerkennen wollen: ein besonderer Platz oder eine bestimmte, begrenzte Zeit.

Einen Jammerplatz finden

Bleib nicht in deinem Elend sitzen. Erlaube dir, damit für eine begrenzte Zeit in Bewegung zu gehen. Lass die Natur dir dein Leid spiegeln. Staune, was sie dir alles zeigt.

Halte inne an den Orten, wo dies geschieht. Jammere und klage, so laut du kannst. Schrei deine Verzweiflung in den Wind, ächze mit den Bäumen, zetere mit den Vögeln, weine mit der geknickten Blume. Du darfst sein, wie du bist. Und zugleich übergibst du damit dein Leid der Umwandlungskraft der Natur.

Beobachte, wie viel Anstrengung es braucht, in deinem Elend zu verharren. Staune ob der Fülle deiner Emotionen, staune, wie lebendig und wandelbar du bist.

Beende diesen besonderen Gang in die Natur zu der für dich festgelegten Zeit. Natürlich kann er bei Bedarf wiederholt werden.

Wundere dich nicht, wenn du danach sehr müde bist. Lass auch das Gefühl des Leerseins zu. Geh sanft mit dir um. Du hast viel Mut bewiesen. Womit kannst du dich belohnen?

Sich vom Wind umschmeicheln, von der Sonne liebkosen, vom Regen erweichen lassen.

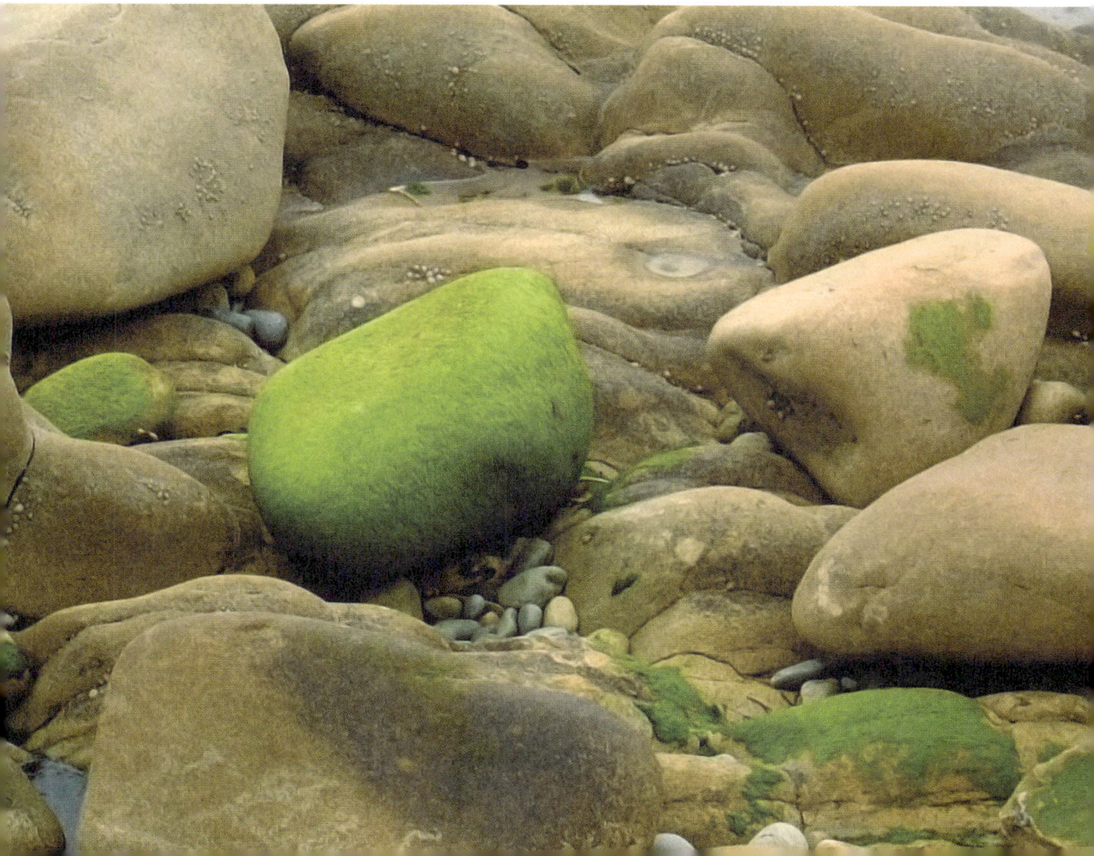

Warum gerade ich?

Warum gerade ich? Das ist wohl die Frage, die uns unweigerlich umtreibt, wenn wir unerwartet krank geworden oder in eine Krise gestürzt sind. Schließlich leben wir gesund, führen ein anständiges Leben, und mitten in diese Beschaulichkeit ist nun eine Bombe geplatzt – eine Diagnose, ein Unfall oder auch schmerzhafte Enttäuschung in einer Beziehung. Irgendetwas scheinen wir falsch gemacht zu haben. Sie kennen sicher diese Fehler-Schuld-Opfer-Bestrafungs-Spirale, die nun folgen könnte. Denn die Antwort auf das Warum ist immer ein Weil: weil ich das Falsche gegessen habe, weil mein Partner mich andauernd nervt, weil die Welt eine Müllhalde ist, weil ich im falschen Beruf arbeite, weil ich in einem vergangenen Leben böse war, weil ich betrogen habe, falsch meditiere, zu wenig positiv denke, weil mir ein hartes Schicksal zusteht, alle fies zu mir sind und das ganze Universum sowieso schrecklich ist.

Sie erkennen, dass Warum-Fragen nicht gerade erbaulich sind? Sie führen dazu, sich noch genauer an vermeintliche Vorschriften zu halten, sich ganz in der Opferrolle zu verlieren oder auf eigene Faust die ganze Umgebung, den ganzen Planeten verändern zu wollen. Kurz: die Freude am Leben vollends zu verlieren.

Günstiger als Warum-Fragen sind Wachstumsfragen:

– Was kann ich tun, um wieder gesund und heil zu werden?
– Wie kann ich vorgehen?
– Welches Element, welcher Platz in der Natur hilft mir dabei?
– Auf welche Weise kann ich meine schöpferischen Kräfte nutzen, um eine positive Gegenwart und Zukunft für mich zu schaffen?
– Wie kann ich mehr Freude und Spaß in mein Leben bringen?
– Wie kann ich mehr Vertrauen ins Leben, in die eigene Kraft erhalten?
– Was möchte ich mit dem verbleibenden Rest meines Lebens anfangen?
– Welches sind meine Gaben? Wie kann ich sie nutzen?
– Welches sind die Menschen, die zu mir gehören?
– Was ist der Kern des Lebensthemas, das mich derzeit beschäftigt?
– Wer bin ich?
– Lebe ich nach einem Mythos, der mir nicht mehr länger dienlich ist?

- Was möchte ich hinter mir lassen, wovon mich lösen, was umwandeln?
- Was sollte ich ausreifen lassen, was möchte ich weiterhin pflegen?
- Wie kann ich mein Leben in Einklang mit den natürlichen Rhythmen und Zyklen gestalten?
- Wie kann ich sinnvoll in der Gemeinschaft wirken?
- Wie kann ich mich für das Neue öffnen?
- Welches ist der nächste Schritt?

Und vielleicht schaffen Sie es sogar, zur Frage vorzudringen:
- Welches ist das Geschenk, das in meiner Krankheit liegt?

Sie sehen, dass auch unsere Art, Fragen zu stellen, einem Prozess unterliegt. Letztlich geht es darum, mit sich selbst in Einklang zu kommen. Diese Hinwendung ist ein machtvolles Mittel der Heilung. Doch manchmal, gerade zu Beginn einer Krise, ist es schwierig, überhaupt eine Frage zu finden. Der nachstehende Vorschlag geht darauf ein.

Deine persönliche Wachstumsfrage

Geh hinaus in die Natur mit der Absicht, die für dich heute wichtige Frage zu deiner Heilung zu finden.

Gib dir genügend Zeit und zögere auch nicht, wenn dir danach ist, mit starken Emotionen bei einem Baum, einem Bach, auf einer Wiese zu verweilen. Erzähl ihnen von deinen Sorgen, auch wenn dir dies anfänglich befremdlich erscheinen mag. Du kannst auch ungefiltert alle Fragen, die dich beschäftigen, all die kräftezehrende Grübelei der Umwandlungskraft der Natur übergeben. Tu dies so lange, bis es ruhiger wird in dir.

Fokussiere dich nun ganz auf dich. Welches ist heute deine ganz persönliche Wachstumsfrage? Lass die Steine, die Blumen, die Tiere, vielleicht auch die Nacht und die Träume dir dabei helfen, diese Frage zu finden. Schreib sie auf und gib der Antwort Zeit, sich zu zeigen.

Antworten und Botschaften der Natur verstehen

Wir sind es nicht gewohnt, den Steinen, den Bäumen, dem Bach, dem Wind und dem Regen Fragen zu stellen. Es ist eine erstaunliche Erfahrung, dass man das nicht nur tun kann, sondern auch Antworten erhält. In meinem Buch *Vom schöpferischen Umgang mit Orten der Kraft* gehe ich näher darauf ein. Hier sei Folgendes erwähnt: Stärker als anderswo kommen wir auf magischen Plätzen mit den wilden, archaischen Kräften in Kontakt und mit der Weisheit des großen Ganzen. Unsere Fragen, Bitten und Wünsche sind nichts anderes als ein Gefäß, in das diese Kräfte sich ergießen und in dem sie wirken können. Es liegt dann an uns, sie weiter in den Alltag hineinzugestalten. Nicht dass wir die Antworten immer gleich parat hätten. Doch unsere innere Weisheit kennt sie und zeigt sie uns, wenn wir bereit dafür sind. So wie es folgendes Beispiel illustriert:

Josiane, eine Frau mittleren Alters, hatte eine Operation hinter sich und nach den Laborbefunden den Bescheid erhalten, dass eine Nachoperation nötig sei oder zumindest eine medikamentöse Therapie, bei der mit vielen Nebenwirkungen zu rechnen sei. Sie gab sich eine Woche Zeit, um zu einer Entscheidung zu gelangen, sprach mit Fachleuten, mit Freunden, vertiefte sich in Fachliteratur und Statistiken. Am letzten Tag dieser Frist ging sie immer noch unentschlossen, mutlos und ängstlich in den Wald. Da fiel ihr ein Vogel auf, der aufgeregt vor ihr hin und her lief. Erst nachdem sie erkannt hatte, dass es sich um eine Meise handelte, flog diese davon. Dr. Meise hieß der Chirurg, der den Eingriff vornehmen sollte. Für Josiane war auf der Stelle und zweifelsfrei klar, dass sie sich ihm wiederum anvertrauen konnte.

Tom Cowan, der seit vielen Jahren Schamanismus praktiziert und lehrt, erklärt die Antworten und Botschaften, die uns da draußen zufallen, damit, dass das bewusste Zusammensein mit den Geistern der Elemente und mit den Naturwesen sehr starke Kräfte in uns weckt. Schlichtweg deshalb, weil die Elemente und die Tiere immer wissen, wofür sie erschaffen wurden, und dies auch fraglos leben. Da gibt es anders als bei uns Menschen keine Zweifel, keinen Widerstand, keine kräftezehrende Grübelei. Mit dieser Klarheit kommen wir in Kontakt, mit diesem Sich-selbst-treu-Sein, mit dieser natürlichen Gewissheit und dadurch mit unserer inneren Weisheit.

Oft gehen solche Botschaften mit einer überraschenden Erkenntnis einher: Das ist es! Manchmal erscheinen sie wenig spektakulär, hinterlassen jedoch ein Gefühl, mit all seinen Fragen erkannt worden zu sein oder zumindest ein Ende des verwunschenen Fadenknäuels wieder in der Hand zu halten.

Berührt sein

Du erhältst Botschaften und Impulse für dein Anliegen, Antworten auf deine Frage in Form von Zeichen, Gefühlen, Bildern, als Körper- und Sinnesempfindungen, als Töne, Düfte, Worte, als Kraft. Wolken, die plötzlich Schatten werfen, das Rauschen des Windes, das Zittern der Blätter, ein Vogelschrei – all das können Aspekte der Antwort sein. Auch die scheinbaren Zufälle, die unerwarteten Begegnungen, die Aha-Erlebnisse.

Versuche nicht, die empfangene Botschaft zu sehr zu analysieren oder zu viel in sie hineinzuinterpretieren. Mit zunehmender Erfahrung wirst du immer mehr Vertrauen entwickeln, dass vieles sich von selbst entschlüsselt, im Alltag nachwirkt und weitere ähnliche Erfahrungen nach sich zieht. Die Bedeutung wird sich dir zu gegebener Zeit von selbst offenbaren.

Spüre ganz einfach die Kraft, dein Berührtsein, das Gefühl innerer Stimmigkeit.

Das Immunsystem stärken

Wenn das Immunsystem gefährdet ist, überaktiv oder unfähig, den Körper gegen Angriffe von Viren, Bakterien und anderen Krankheitserregern zu schützen, entstehen Krankheiten. Und dann mag uns nicht allein das Kranksein beunruhigen. Da ist auch noch die Tatsache, dass unser biologisches Abwehrsystem, dieses Netzwerk mit seinen komplexen und vielschichtigen Mechanismen, uns dermaßen im Stich gelassen hat, dass sich beispielsweise ein Tumor entwickeln konnte.

Heilwerden heißt nun, neues Vertrauen in das Wunderwerk unserer körpereigenen Abwehr zu entwickeln, sie zu stärken. Dass dabei Entspannung, regelmäßige Erholungsphasen, körperliche Bewegung und ausgewogene Ernährung eine große Rolle spielen, ist wohl allgemein bekannt. Auch haben weite Kreise der Schulmedizin heute akzeptiert, dass die Kraft von Fantasiebildern im Gesundungsprozess eine große Rolle spielt. So werden Patienten oft darin unterstützt, sich das Immunsystem mit all seinen Erkennungs-, Killer- und Fresszellen gegen Eindringlinge und alte, abgestoßene Zellen bildhaft vorzustellen. Es geht dabei nicht um wissenschaftliche Genauigkeit, sondern darum, eine gefühlte Vorstellung davon zu bekommen, wie die Natur in unserem Inneren alles daran setzt, um unser Körperreich wieder in Harmonie zu bringen und zu nähren.

Auch die Natur da draußen kann diesen Vorgang unterstützen. Hier zur Veranschaulichung die Geschichte von Roger: Nach einer Krebsoperation erholte er sich in einer Seenlandschaft, spürte, dass all die Wasserkraft ihn belebte, reinigte und vieles wieder in Fluss brachte. Oft saß er am Ufer, beobachtete fasziniert das geschäftige Treiben der kleinen Fische auf dem seichten Grund. Als Schwarm kamen sie daher, verharrten an bestimmten Stellen, änderten blitzartig die Richtung – wie ferngesteuert, so dünkte es ihn. Und während er so saß, ganz in Verbindung mit der geheimen Ordnung der Fische, wanderten seine Gedanken zu seinem Immunsystem, das ihn, seinem Empfinden nach, so schmählich im Stich gelassen hatte. Wenn es doch wie diese Fische funktionieren würde, ein Schwarm von helfenden Wesen, die am richtigen Ort ihre Arbeit taten – gesteuert von einer Instanz, die um das Nötige und Heilende weiß. Dieser Wunsch und diese Vorstellung vertieften sich in den kommenden Tagen. Roger entdeckte auch in Regen und Wind eine wohltuende, reinigende Kraft, die er als wässrig-luftiges Wesen wahrnahm und bald als seine Heilfee bezeichnete. Er ließ sie wirken, sich von Schwärmen von Wind- und Wasserwesen durchfluten und alles Alte und Verbrauchte wegspülen. Er wanderte mit dieser Vorstellung, und manchmal lag er einfach auf seinem Bett und ließ die Heilfee ihre Schwärme dirigieren. Ganz bewusst besiegelte er schließlich die wiedererweckte Freundschaft mit ihr damit, dass er eines Morgens rituell in den eiskalten See eintauchte. Er wusste, dass er sich wieder auf sie verlassen konnte und dass er sie auf seine Weise gestärkt hatte.

Für manche mag sich diese Geschichte vielleicht etwas zu naiv anhören. Natürlich werden Sie die Vorstellung entwickeln dürfen, die zu Ihnen passt, die für Ihre Gesundung wichtig und wirkungsvoll ist. Vielleicht müssen Sie in die Glut blasen, um damit die Schmiede der Killerzellenherstel-

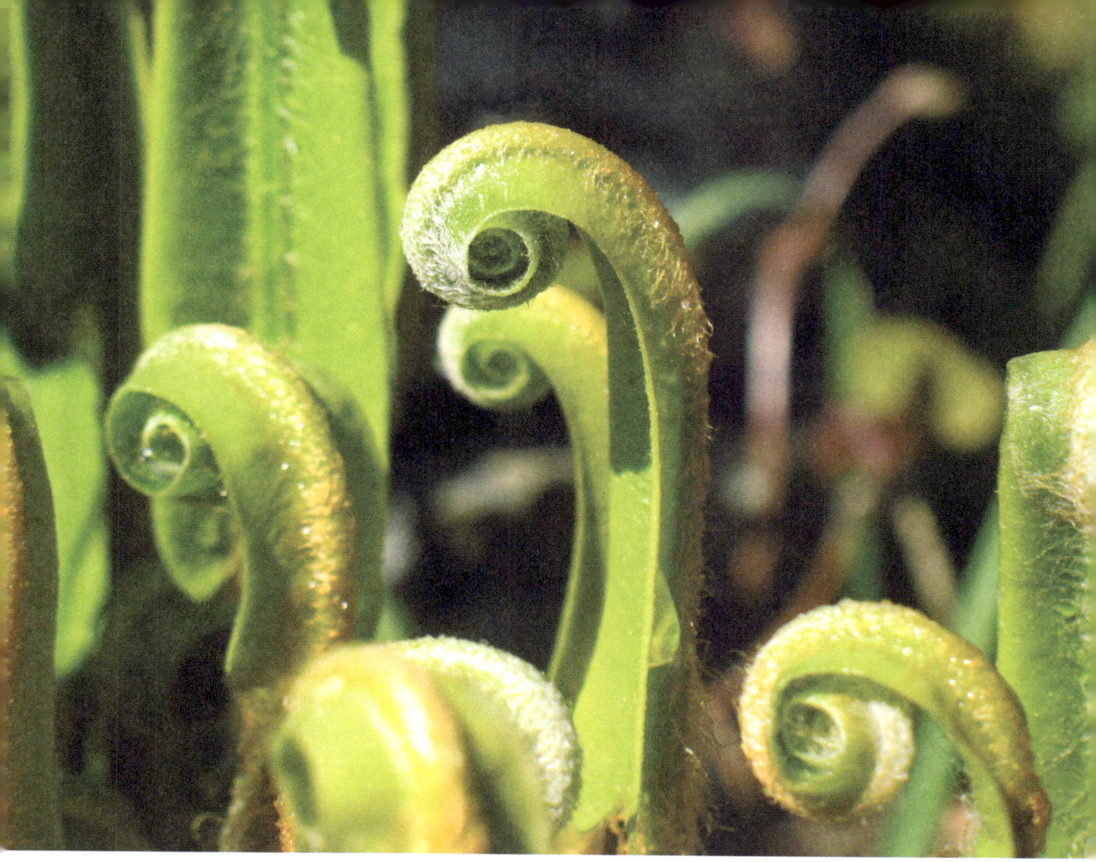

Alltagssorgen ziehen lassen und offen werden für das Zauberreich der Natur.

lung in Ihrem Knochenmark anzuheizen. Oder der Schneefall hilft Ihnen, die weißen Blutkörperchen zu vermehren … Lassen Sie sich überraschen, wozu die Natur Sie inspiriert. Eines ist sicher: Bei dieser Vorgehensweise geht es nicht darum, unseren rationalen Verstand zu befriedigen oder einem medizinisch-naturwissenschaftlichen Wissen zu entsprechen. Vielmehr soll eine bildhafte Vorstellung, eine gefühlte Begegnung mit den Kräften der Natur das Immunsystem anregen und seine Abwehrarbeit unterstützen.

Freundschaft mit den körpereigenen Schutzkräften

Lass dich von den Elementen, von Naturwesen oder von einem Heilplatz anziehen, die dir helfen können, dein Immunsystem anzuregen oder zu besänftigen, die seine Arbeit unterstützen.

Halte inne, wo du fühlst, dass Informationen warten. Lass in dir eine Vorstellung davon entstehen, wie dein Immunsystem arbeitet. Frage, wie es seine Arbeit macht.

Deine persönliche Erfahrung braucht nicht einer medizinisch-naturwissenschaftlichen Vorstellung zu entsprechen. Öffne dich für ein Bild, eine Körperempfindung, einen Ton oder eine sonstige Wahrnehmung. Vertiefe sie und lebe eine Weile mit ihr.

Gibt es eine rituelle Handlung, welche die Freundschaft mit deinem Immunsystem neu besiegeln könnte? Lass dich von den Kräften der Natur inspirieren.

Führe das Ritual aus und wisse, dass du nun dein Bestes getan hast. Überlass alles Weitere der Natur, deinem Immunsystem, das seine Arbeit mit Weisheit und großer Energie weiterverfolgt.

Wieder im Fluss des Lebens sein

Eine Krankheit kann unser altbekanntes Leben zum Stillstand zwingen – was durchaus auch positive Auswirkungen haben kann. Nach einer Phase der Ruhe ist es jedoch sinnvoll, den Körper wieder in Bewegung, die Seelenkräfte neu ins Fließen zu bringen. Ein Aufenthalt am Wasser kann uns dabei helfen. Ob Sie ein sanft murmelndes Bächlein, einen reißenden Strom, den See, das Meer oder auch einen Brunnen wählen – Wasser schenkt Reinheit, Klarheit und hält uns den Spiegel vor. Und immer weist es über sich hinaus, zum großen Kreislauf des Wandels.

Wasser besitzt viele Gestalten und verändert sich fortwährend von der einen zur anderen. Sie sind gut beraten, wenn Sie für Ihren rituellen Aufenthalt am Wasser eine klare Absicht äußern und damit gleichsam einen Anker setzen. Die Verführungskunst des Wassers ist groß. Nur allzu leicht versinken wir darin, auch in unseren Gefühlen oder im Uferlosen anderer Dimensionen.

Für das vorgeschlagene Heilritual sollten Sie einen Platz an einem Bach oder Fluss suchen. Es geht im Folgenden darum, das Wasser wie einen Spiegel zu benutzen und sich zeigen zu lassen, wie Ihr Lebensfluss fließt. Es kann vieles ausdrücken: in Bewegung sein, sich tragen lassen, Hindernisse umströmen, die Kraft der Quelle spüren … Sie werden es erleben. Die Reise führt zu weiteren Abenteuern. Da genießen Sie voller Freude das gemächliche Dahingleiten, und schon schlagen die Wellen hoch, das Wasser donnert Felsen hinunter. Sie tanzen mit oder suchen krampfhaft nach Halt. Und wenn Sie versuchen, gegen die Fließrichtung zu schwimmen, verursacht das enormen Stress und erschöpft Sie bald. So kann uns ein Bach, ein Fluss viel über das Leben und Heilwerden erzählen.

Mein Lebensfluss

Wandere an einem Bach oder Fluss entlang, um mehr Klarheit über deinen Lebensfluss zu erhalten. Richte deinen Blick auf das dahinfließende Wasser, spüre seine überschäumende Energie. Ganz von selbst erfrischt und reinigt sie auch dich. Die stete Bewegung, das Rauschen und Gurgeln hilft, Alltagssorgen ziehen zu lassen, den Geist zu weiten, offen zu werden für die innere Weisheit, für die Botschaft der Natur. Hier kannst du den steten Strom von Leben und Tod, Krankheit und Gesundheit, Wohlsein und Schwachsein entdecken.

Mag sein, dass sich bald Fragen einstellen: Wo hat dein Lebensfluss Kraft verloren? Wo ist ein Teil in einem Nebenarm zum Stillstand gekommen, brackig geworden, versickert, verdunstet? Wo hat er sich mit anderen Gewässern vermischt, ist kraftvoller geworden?

Und wenn du deine Aufmerksamkeit wieder zu deinem Platz der Gegenwart führst, erlaube dir zu erkennen, dass du hier und jetzt mit der Quelle verbunden bist, mit dem Meer, mit dem Kreislauf des Wassers, mit dem großen Ganzen.

Spüre die Kraft und Gelassenheit, die daraus erwächst. Nimm wahr, wie dein Körper gereinigt und belebt worden ist.

Wasserwelt und Windgesang

Vorausgehend wurde schon erwähnt, dass wir gut daran tun, für unseren rituellen Aufenthalt am Wasser eine klare Absicht zu äußern. Seine Verwandlungskraft kann uns ins Uferlose führen, in grenzenlose Tiefen versenken, im Nirgendwo auflösen. Wenn wir ungewollt in solche Zustände geraten, mag das unter Umständen beängstigend sein.

Andererseits birgt gerade diese Eigenschaft des Wassers große Heilkraft. Am Meer, wo Wind und Brandung die Wirkung noch verstärken, ist es leichter als anderswo, sich »aufzulösen«, eins zu werden mit der Urkraft des Wassers, aus dem alles Leben entstammt. Die feste Gestalt verlieren, zerstückelt werden – das ist ein uraltes schamanisches Heilritual. Es endet damit, dass Menschen geläutert, in neuer Form und mit frischer Stärke wieder ins Geschehen einsteigen. Es ist wichtig, um diese Möglichkeit zu wissen, wenn wir uns rituell am Ufer des Meeres, an Bächen oder Flüssen aufhalten. Und wenn sie eintritt, brauchen wir nicht zu erschrecken, auch nicht, wenn es etwas dauert, bis wir danach wieder unsere Mitte finden.

Natürlich muss nicht jeder Aufenthalt am Strand mit solchen tief greifenden Erfahrungen enden. Auch das Gewöhnliche kann heilsam sein. Beginnen Sie damit, mit voller Aufmerksamkeit da zu sein und alle Sinne zu öffnen. Den Wind spüren, das Meer riechen, seine Weite erfahren, sich tragen lassen vom Geräusch der Brandung, die Möwen beobachten, die Medusen, die Wolken, Kinder und Surfer. Kieselsteine suchen, Muscheln finden, die Zeit vergessen.

Der Wind vom Meer her ist frisch. Er bringt Inspiration, einen neuen Gedanken, einen Wunsch, Klarheit, Leichtigkeit. Lassen Sie sich durchlüften, reinigen. Eine Melodie kann entstehen, anwachsen zu einem mächtigen Gesang. Singen Sie mit dem Wind – für die Heil- und Schöpfungskraft, die in allem steckt.

Vielleicht mögen Sie zurzeit nicht baden gehen. Doch Sie können die Brandung beobachten, sie belauschen: das Kommen der Wellen, das Anschwellen, Überschlagen, das Auslaufen, das Zurückfließen des Wassers. Hier erleben Sie den lebendigen Atem des Meeres. Die Brandungszone ist ein starker Heilplatz. Nichts ist fest, alles am Fließen. Die Grenzen verwischen. Hier können Sie Ihre Verbindung zur Erd- und zur Wasserenergie neu ausrichten. Immer mit dem nötigen Respekt natürlich. Die Sogkraft des Meeres ist groß. Und auch Ihre Möglichkeit, inmitten des Wasserwirbelns auf den Beinen zu bleiben und dabei die Erdwurzeln zu stärken. Oder Sie nehmen sich die Freiheit, sich hinzugeben, überspülen zu lassen und wieder aufzutauchen. Finden Sie Ihre Möglichkeit, am Meer zu sein.

Das nachfolgende Ritual können Sie am Meer oder auch an einem anderen bewegten Gewässer ausführen. Wichtig ist, sich danach wieder gut zu erden und sich in seiner Mitte zu zentrieren.

Sich durchlüften, durchfluten, wiegen lassen

Nimm dich wahr, wie du mit deinem Wunsch nach Heilung am Strand stehst.

Laufe am Schaumrand der Wellen entlang. Du kannst hier auch sitzen, deine Füße vom Wasser benetzen und küssen lassen. Konzentrier dich auf den Rhythmus der Wellen. Bade vorerst nur im Rauschen der Brandung.

Öffne, wenn du magst, deine feste Struktur, deine umrissenen Grenzen und lass das Geräusch dich auffüllen. Dein Atem kann dir dabei helfen. Du atmest es ein, beim Ausatmen verteilst du es überall dort in deinem Körper, wo es heilsam ist. Lass es sanft die weniger durchlässigen Stellen in deinem Körperinneren durchspülen, umspülen, umfließen, durchfließen. Erfahre dich mittendrin, verbunden mit der Urkraft des Meeres oder des Gewässers.

Nimm dich nun wieder am Ufer stehend in deiner festen Gestalt wahr. Beobachte die Wellen. Betrachte jede einzelne von ihnen als Form der Lebenskraft. Finde eine Möglichkeit für dich, diese Kraft aufzunehmen. Du atmest sie ein oder sie erreicht dich über deine Füße. Spüre gleichzeitig, wie dich das zurücklaufende Wasser befreien kann von allem Verbrauchten, von Bedenken, Ängsten, Widerständen. Gib dies alles ganz bewusst mit, überlass es der Umwandlungskraft des Gewässers.

Steig nun ins Wasser, lass dich tragen, wiegen, überspülen. Spüre deine Lebendigkeit, entdecke längst vergessene Bewegungen, die das Wasser dir entlockt.

Betritt nach deinem Tanz mit dem Gewässer ganz bewusst wieder festen Boden, nimm dich neu als Landwesen wahr, verankere dich in der Erdkraft, zentriere dich in deiner Mitte. Auch Essen kann dir dabei helfen.

Wer bist du nun? Welches ist die Antwort deines Körpers? Welche neuen Erfahrungen brachtest du an Land?

Ein Heillied finden

Oft geschieht es ganz von selbst: Wir wandern am Strand, an einem Bach, im Wald – und ganz unerwartet entdecken wir, dass wir längst schon eingestimmt haben in das Rauschen der Bäume, der Wellen, in den Gesang der

Vögel oder in das Quaken der Frösche. Ohne unser bewusstes Dazutun haben uns die Geräusche, die Schwingungen der Natur durchflossen und bewegt. Sie haben ein Pfeifen, ein Summen, ein Lied hervorgebracht. Es kann Klagen aufnehmen und zu einem mächtigen Gesang anwachsen, irgendwann zu einem sanften Tönen werden und schließlich wieder verstummen. Einfache Melodien haben eine besonders heilende Wirkung. Sie bringen all unsere Zellen zum Klingen, die Kehle entspannt sich, das Herz weitet sich, Knoten können sich lösen. Heilkraft fließt ein, Frieden breitet sich aus.

Lass dein Lied wachsen

Suche einen Ort in der Natur, von dessen Geräuschkulisse oder Stille du angezogen wirst. Lausche und achte darauf, welche Naturtöne dich auf welche Weise berühren. Stimme in sie ein. Sie spielen mit deinem Atem und auch mit deiner Vorstellung von »schönem Singen«.

Überlass dich den Tönen, die dich berühren. Vielleicht musst du anfänglich mit ihnen krächzen, klagen. Wenn damit genug ist, entdecke Tonfolgen, die dich entspannen, beruhigen, in Harmonie bringen.

Singe dein Lied immer wieder, lass es wachsen. Es kann dich auch in deinem Alltag begleiten. Mit ihm tauchst du in die Schwingung ein, die dich nährt und heilt.

Singe es für dich und für die Kräfte der Natur, die es dir geschenkt haben.

Kuren, Medikamente, Zaubermittel

Womöglich gehören zu Ihrem Behandlungsprogramm Medikamente, Operationen, Chemo- oder Strahlentherapien. Sicher möchten Sie aktiv die Wirkung solcher medizinischer Möglichkeiten in eine heilende Richtung unterstützen, ihre Nebenerscheinungen vermindern oder wieder frei von Medikamenten werden. Vielleicht suchen Sie nach alternativen Behandlungsmethoden, nach Naturprodukten, von denen Sie Unterstützung erwarten können. Wie auch immer – die Suche nach der sanften Therapie kann eine neue, verwirrende Herausforderung sein.

Dabei geht es wohl nicht in erster Linie um die Wahl von Kuren, Tropfen oder Wundermitteln. Vielmehr kommt hier ins Spiel, was schon Paracelsus erkannte: »Die Arzneikunst wurzelt im Herzen. Ist dein Herz falsch, so ist auch deine Arznei falsch. Ist dein Herz gerecht, so ist auch der Arzt in dir gerecht.«

Ist es vermessen, dies auf folgende Weise zu verstehen? Im Dickicht der vielen Möglichkeiten, die uns heute für die Behandlung einer Krankheit zur Verfügung stehen, kommt es darauf an, den eigenen, positiven Umgang mit Medikamenten und Behandlungsmethoden zu finden, ob diese nun aus dem schulmedizinischen oder komplementären Bereich stammen. Dazu gehört, sich zu informieren, soweit es für uns nötig ist. Nicht alle von uns möchten sämtliche Nebenwirkungen kennenlernen oder detailliert verstehen, wie ein Behandlungsgerät funktioniert. Andere wiederum finden erst Ruhe, wenn sie recherchieren, nachfragen, analysieren. Auch hier gilt: die eigenen Empfindungen respektieren und sich Zeit geben, um der inneren Weisheit zu lauschen und sie dadurch zu stärken.

Ich erinnere mich hier an Elisabeth, die bis zur geplanten Hüftoperation starke Schmerzmittel benötigte. Ihr waren diese Pillen fremd und ebenso das Metallteil, das ihren beschädigten Knochen ersetzen sollte. Sie befürchtete, dass ihr Körper beides nicht akzeptieren würde. Doch Elisabeth erkannte, dass sie nur die Wahl hatte, diese Medikamente und das künstliche Gelenk zu mächtigen Verbündeten zu machen, ihr Körperreich und ihr Herz für sie zu öffnen – oder eben die Schmerzen zu ertragen und immer unbeweglicher zu werden. So entschloss sie sich, das Unvermeidliche und Fremde ganz bewusst zu sich einzuladen. Mit einer Packung Medikamente in ihrem Brustbeutel und einer Abbildung des Hüftimplantats verbrachte sie ein paar Sommertage in ihrem verwunschenen Garten. Sie tat nichts anderes als sitzen, lauschen, riechen, die Wärme der Sonne auf ihrer Haut spüren. Sie ließ die Erinnerungen an frühere Tanzfeste in ihrem Garten, an Kinderspiele und Grillpartys wieder aufleben, spürte deren heilsame Wirkung und lenkte diese ganz bewusst in ihren Medikamentenbeutel. Und als sie in einer versteckten Laube unerwartet auf eine seit Langem verschollene Göttinnenfigur aus ihrer Sammlung stieß, fiel es ihr wie Schuppen von den Augen: Wie ähnlich war doch diese Gestalt der Form ihres zukünftigen Implantats – zumindest aus der Perspektive, aus der sie es betrachtete. Es ist wohl überflüssig zu beschreiben, dass die Schmerzmittel fortan problemlos ihre Aufgabe bewältigen konnten, Elisabeth sich mit Zuversicht operieren ließ und bald darauf stolz mit ihrer Göttin durch die Lande zog.

Dann ist da noch Ines, die sich einer Strahlentherapie unterziehen musste und sich vor der Behandlung, vor den Nebenwirkungen und vor Spätfolgen fürchtete. Ines war es gewohnt, helfende Kräfte in der Natur zu finden, und machte sich nun auch in diesem Fall auf die Suche. Sie folgte dem Lauf eines Baches, und er zeigte ihr, wie sie sich nach jeder Behandlung mit einem Wasserritual reinigen und dann wieder erden konnte. Und als sie bei einer Felsenformation ausruhte, kam auch ihr nächster Verbündeter zu ihr: In einem Stein entdeckte sie ein Drachenwesen, von dem sie annahm, dass es sich im Umgang mit Feuer, Flammen und Strahlen auskannte, und dass es sie später in den Bestrahlungsraum der Klinik begleiten würde. Und tatsächlich, es klappte: Immer, wenn sie dort bange Minuten allein vor dieser mächtigen Maschine lag, war der Feuerdrache bei ihr, entsorgte alles, was für sie nicht günstig war, leckte ihre Wunden und regte damit die Zellen zu gesundem Wachstum an. Das jedenfalls war die Imagination, mit deren Hilfe Ines furchtlos und zuversichtlich die Behandlung hinter sich bringen konnte.

Und zum Schluss noch die Geschichte vom Schlafstein: Dieter war in einer Lebensphase, in der er sich von seinen Problemen überwältigt fühlte und erholsamer Schlaf schwierig zu finden war. Er ließ sich von seinem Arzt Schlafmittel verschreiben, gewöhnte sich daran und konnte selbst dann, als sein Leben wieder leichter wurde, nicht ohne diese Hilfe auskommen. Eines Tages ließ sich Dieter auf einer Wanderung bei einem großen Fels nieder. Ehe er sich versah, döste er ein und erfuhr in diesem Zustand, wie der mächtige Stein fernab vom Wirbel des Zeitgeschehens ganz in seiner Gegenwart weilte und diese Ruhe auch ihn erfasste. Intuitiv erkannte Dieter, dass sie für ihn eine Möglichkeit bot, von den Schlaftabletten loszukommen. Er suchte sich in der Nähe des Felsens einen Stein und legte diesen später in sein Bett. Mit seiner Hilfe konnte er sich mit seinem Erlebnis der Ruhe, des Getragenseins beim großen Felsen verbinden. Und tatsächlich gelang es Dieter nun in kürzester Zeit, wieder zu einem natürlichen, gesunden Schlafrhythmus zu finden.

Zugegeben, solche Geschichten mögen manchen etwas kindlich anmuten. Es geht hier auch nicht darum, unseren rationalen Verstand zu befriedigen oder medizinisch-naturwissenschaftlichen Fakten zu entsprechen. Solche Erfahrungen wirken auf einer anderen Ebene. Sie besänftigen, vermitteln Geborgenheit, Getragensein und rufen die eigenen Bewältigungsmöglichkeiten wach. Sie öffnen das Tor zum Reichtum der inneren Weisheit, wärmen das Herz und machen Mut, Herausforderungen anzunehmen.

Verbündete Kräfte finden

Geh mit der Absicht hinaus, einen Platz zu finden, an dem du dich aufgehoben und geschützt fühlst.

Vergewissere dich, ob der Ort dir seine Heil- und Segenskräfte zur Verfügung stellen will. Wie erhältst du die Antwort? Durch einen Windhauch, den Lichteinfall, durch ein Tier oder durch ein Gefühl?

Tiere und Pflanzen bringen Heilkraft und Botschaften aus der Weisheit des großen Ganzen.

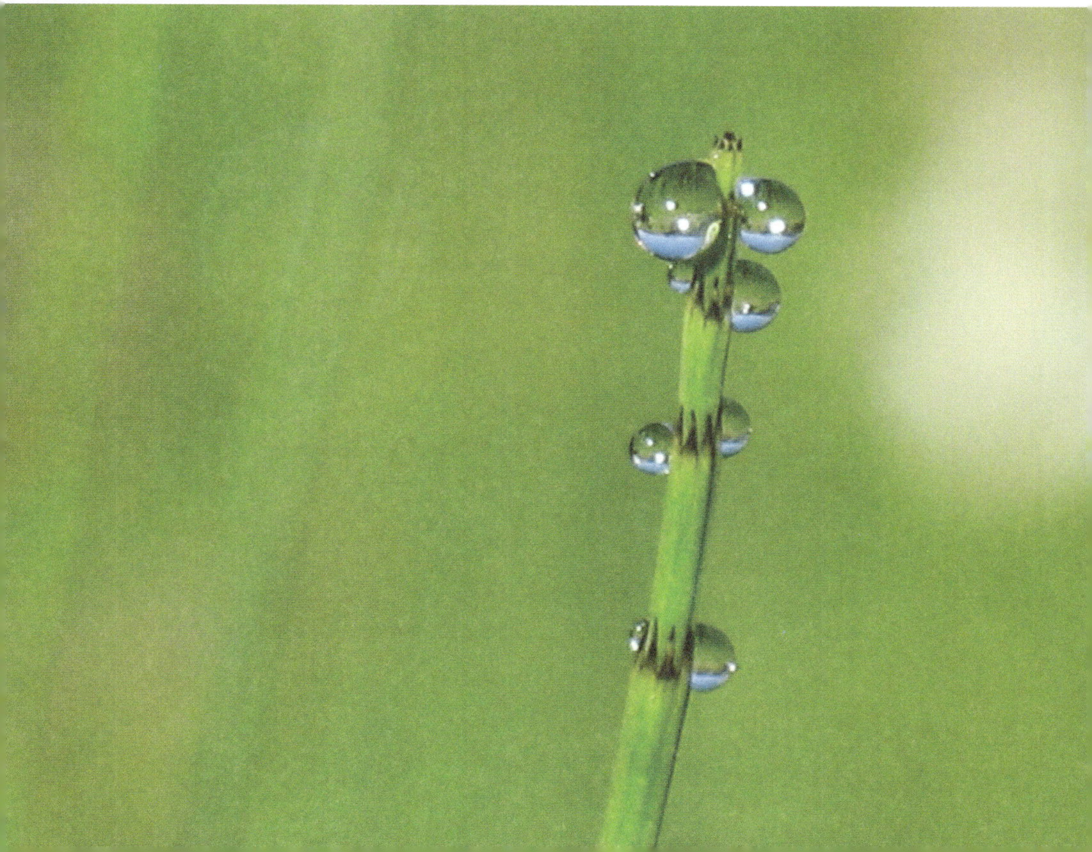

Verweile hier und finde die Fragen, die für dich jetzt wichtig sind, zum Beispiel: Was kann ich tun, damit die Behandlung wirksam ist? Wie kann ich mich vor schädlichen Stoffen schützen, wie diese eliminieren? Welches Element hilft mir dabei, welches Naturwesen? Gibt es ein Ritual, das ich hier oder vor oder nach einer Behandlung durchführen kann? Wie kann ich während der Behandlungszeit meinen Körper, meine Seele, meinen Geist nähren?

Die Antworten können dich auf deinem Platz in der Natur erreichen. Sie können aber ebenso in der Zeit danach, in deinen Träumen und Träumereien zu dir kommen. Entlasse deine schamhafte Zurückhaltung und tu, was du tun musst.

Spüre nach, welche Kräfte dir dadurch zufließen.

Tiere und Pflanzen als heilende Begleitwesen

Seit Jahrtausenden begleiten Pflanzen und Tiere die Menschen auf ihrem Heilungsweg. Sie können Überbringer von Heilkraft und von Botschaften aus der Weisheit des großen Ganzen sein. Viele unserer Mythen, Legenden oder Volksmärchen erzählen von dieser ursprünglichen Gemeinschaft, in der alle Lebensformen miteinander kommunizieren und einander unterstützen. Diese Erfahrung ist bei uns für lange Zeit in den Hintergrund geraten. Die Erneuerung des alten schamanischen Wissens hat jedoch in den letzten Jahrzehnten viel dazu beigetragen, dass wir wieder entdecken: Tiere sind mehr als Fleischlieferanten und Pflanzen mehr als Dekoration oder Behälter von Wirkstoffen.

Tiere lebten auf der Erde schon Millionen von Jahren, ehe die Menschen erstmals darauf erscheinen. Naturvölker anerkennen sie deshalb als ihre älteren Geschwister. Tiere leben im und auf dem Erdreich, im Wind, in den Wassern. Sie kennen das Wissen der Erde und können deshalb mächtige Lehrer und Beschützer der Menschen sein. Diese ursprüngliche Verbundenheit versuchen heutzutage viele Menschen wieder zu erfahren, wenn sie sich auf die Suche nach ihrem Krafttier machen, um zu neuer Energie, zu wirksamer Medizin für ihre Leiden zu kommen.

Noch älter als die Tiere sind die Pflanzen. Sie haben die Atmosphäre unseres Planeten geschaffen und damit Leben auf ihm erst ermöglicht. Die traditionellen Gesellschaften und die Naturvölker anerkennen sie als mächtige Wesen mit großer Kraft und Medizin. Auch unsere vorchristlichen Vorfahren haben die Pflanzengeister in Zeremonien angerufen, ihre Heilkraft angesprochen, sie zu den Menschen gelockt. Dabei ging es nicht in erster Linie darum, dem Pflanzenkörper Wirkstoffe zu entnehmen und aus diesen Medikamente zu brauen. Lieder, Texte und Rituale, die bis ins Mittelalter, ummäntelt mit christlichen Worten, gebräuchlich waren und sich bruchstückhaft erhalten konnten, zeigen, dass die damaligen Menschen noch wussten, wie sie mit der heilenden Kraft des spirituellen Wesens der Pflanzen in Kontakt kommen konnten.

Im Rahmen dieses Buches ist es nicht möglich, mehr als diese wenigen Hinweise zu unseren treuesten Heilbegleitern zu geben. Wer sich angesprochen fühlt, findet dazu genügend andere Literatur. Untenstehend zwei Rituale, die auf lang erprobter schamanischer Heilpraxis beruhen.

Sich von einer Pflanze finden lassen

Auf dieser Wanderung brauchst du keinen Pflanzenkörper zu zerstören, um in den Genuss der Heilkraft einer Pflanze zu kommen. Öffne dich für die Vorstellung, dass das Heilende der Pflanze ihr spirituelles Wesen ist und dass sie dich als heilsuchenden Menschen erkennen und finden kann.

Wenn dies geschieht, spürst du dich plötzlich wie in einem anderen Raum: sicher, geborgen, entspannt. Halte dann Ausschau nach einer Pflanze, die dies bewirkt.

Wenn du das Erwähnte noch nicht wahrnehmen kannst, wähle eine Pflanze, die dich anspricht. Welche fällt dir auf? Welche gefällt dir? Welche zieht dich an? Setz dich zu ihr, nimm sie mit all deinen Sinnen wahr: Berühre sie, schau sie an, rieche an ihr.

Nimm dir genügend Zeit, bewundere sie. Nimm wahr, wie sie deinen Bewusstseinszustand beeinflussen kann. Tauche ein in den Kelch ihrer Tiefe.

Vielleicht ist jetzt Zeit, ihr Fragen zu stellen: Wer bist du? Was kann ich für dich tun? Was tust du für mich? Lausche. Die Botschaften können sich sofort einstellen, dir aber auch später zufallen – auch im Traum, während einer Meditation, beim Nachsinnen.

Ein Krafttier treffen

Jedes Tier, ob es nun läuft, kriecht, schwimmt oder fliegt, hat seine Aufgabe im Kreislauf der Natur. Es lebt diese auch fraglos: keine Zweifel, kein Widerstand, keine Grübelei. Es ist in einem sehr tiefen Sinn sich selbst treu. Wandere mit dieser Erkenntnis.

Nicht jedes Tier, das dir auf der Wanderung begegnet, muss für dich ein Krafttier sein. Doch sollte eines auftauchen, bist du von einer Gewissheit und Faszination erfüllt: Das ist es!

Es berührt dich oft unerwartet und auf bewegende Weise.

Versuche nicht krampfhaft, nach einer Bedeutung zu suchen. Beobachte, fühle, welche Qualitäten dein Tier hat, welcher Kraft du da begegnet bist. Magst du sie mit einer Geste, mit einem Einatmen zu dir einladen? Vielleicht willst du jetzt oder später versuchen, dich in sein Wesen hineinzuverwandeln, indem du zum Beispiel seine Bewegungen oder Geräusche nachahmst.

Krafttiere bringen verlorene Kraft zurück. Nutze sie für deine Heilung und für das, was nun bei dir entwickelt, gezähmt oder trainiert werden kann.

Vielleicht war die Begegnung mit dem Tier in der freien Natur nur von kurzer Dauer. Erlaube dir, das Tier auch im Traum zu treffen, in der Meditation oder indem du mithilfe deiner Vorstellungskraft zu einem späteren, ruhigen Zeitpunkt einen Raum schaffst, in dem du dem Tier wieder begegnen kannst.

Fremde Einflüsse freilassen

Wer krank ist, muss sich oft mit einer harten Diagnose auseinandersetzen und nicht selten auch damit, wie wenig einfühlsam diese vermittelt wurde. Da sind außerdem die entsetzten Gesichter der Angehörigen und Freunde, die Schlimmstes befürchten. Und all die Krankengeschichten, die uns nun zugetragen werden – sofern wir uns davor nicht zu schützen wissen. Wir hören von Leiden durch Ärztepfusch, Versäumnissen in der Klinik, ganz zu schweigen vom beschworenen tödlichen Ausgang der Krankheit. All diese negativen Gedanken heften sich natürlich an unsere eigenen Ängste, machen diese doppelt so schwer und stark.

Während die einen Mitmenschen uns offensichtlich mit Horrorszenarien zu »trösten« versuchen, scheinen andere nicht zu begreifen, dass wir nun eben wirklich krank geworden sind und einige Zeit für unsere Heilung brauchen. Da bleiben auch Anrufe von der Arbeitsstelle nicht aus. Probleme werden geschildert und die Erwartung kundgetan, man möge baldmöglichst wieder gesund werden, um sie zu lösen. Sie kennen vielleicht diesen Stress in der Phase Ihres Lebens, in der es eigentlich darum ginge, sich von Zeitvorgaben zu lösen, um in die Zeitlosigkeit einzutauchen, dorthin, wo Heilung erst möglich wird.

Und da sind zu allem Überfluss auch noch Ratschläge von Gutmeinenden und Besserwissern. Sie kennen hilfreichere Therapien als die laufenden, sämtliche Nebenwirkungen sind ihnen bekannt. Ungefragt analysieren sie unsere Situation und stellen Vermutungen an, warum wir krank geworden sind. Ob da nicht sogar Vorwürfe mitklingen? Und dann die Meinungen über die Schul- und die über die Alternativmedizin. Ehe wir uns versehen, werden wir mit einer Menge Literatur eingedeckt, die diese und jene Zusammenhänge beweisen will. Manchmal kann es durchaus nützlich sein, sich beispielsweise durch das Ergebnis einer Statistik beruhigen zu lassen. Allerdings können diese nackten Zahlen auch unser letztes Quäntchen Mut verschlingen. Das Internet, diese schier unerschöpfliche Quelle für Informationen, kann Hilfe und Hoffnung für die einen, jedoch auch beängstigend und blockierend für die anderen sein.

Sicher, es gibt Situationen, in denen man nach jedem Strohhalm greift. Doch eines Tages erkennen wir: All die Meinungen und Erfahrungen der anderen sind eigentlich nur unnötiger Ballast, der uns den Zugang zum eigenen, persönlichen, einzigartigen Krank- und Gesundsein, zur Quelle unserer Lebenskraft verstellt – oder zum Weg, den unsere Seele nehmen will. Die Schulmedizin kann Diagnosen stellen. Doch Menschen mit derselben Krankheit und Therapie können völlig verschiedene Heilungsverläufe erleben. Worauf es im Heilungsprozess wohl ankommt: mit der eigenen inneren Weisheit in Verbindung zu sein. Sie kennt unseren Heilungsweg, lässt uns das »Richtige« tun, das andere unterlassen, zeigt uns die persönlichen Möglichkeiten und gibt uns den Mut für das Ungewöhnliche und die Ruhe, uns auf das Kranksein einzulassen. Die innere Weisheit ist immer da. Doch durch die Ansichten und Erfahrungen der anderen, durch Ängste, fremde und eigene, kann der Zugang zu ihr versperrt werden.

Im folgenden Ritual geht es darum, sich der Fremdenergien bewusst zu werden, diese zu befreien und damit Raum zu schaffen für die innere Weisheit, für den ganz persönlichen Weg zur Heilung. Natürlich ist es möglich, dass die fremden Gedanken, die Sie durch das Ritual loswerden wollten, danach wieder aufkommen. Doch Sie werden auch beobachten können, wie sie nach und nach schwächer werden. Und einmal angeregt, bringt dieser Prozess laufend Neues zutage. Sie erkennen nun klarer Denk-, Gefühls- und Handlungsmuster von anderen. Womöglich auch alte Verletzungen, Bitterkeit, Demütigungen, Drohungen. Sie werden ein feines Gespür für all das Gutgemeinte entwickeln, mit dem sie zurechtgebogen werden, durch das Sie auf die Wünsche oder Ängste der anderen eingehen sollten. Lösen Sie sich davon, übergeben Sie es der Natur, genau an dem Platz, wo es Ihnen bewusst wird. Und schreiten Sie einfach weiter.

Es kann sein, dass Sie mit den Sorgen Ihrer Verwandten und Freunde konfrontiert werden und merken, wie schwer es Ihnen fällt, sich auch davon zu lösen. Es fühlt sich an, als ob Sie Ihre Lieben im Stich ließen. Machen Sie sich nochmals klar, dass es darum geht, den Raum für die eigene innere Weisheit freizugeben, damit Sie neu entscheiden können, welchen Anteil Sie an fremdem Leid nehmen, welche Verantwortung Sie dafür tragen wollen – ohne damit die eigene Gesundheit zu gefährden.

Beeinflussungen auflösen

Du möchtest fremde Energien, Ideen, Meinungen aus deinem System entlassen. Du kannst diese Beeinflussungen auflösen, indem du sie der Wandlungskraft und dem Kreislauf der Natur übergibst.

Wandere mit der Absicht, diese Beeinflussungen zu erkennen. Lass die Steine und die Blumen, den Bach und den Baum, deine innere Weisheit oder deine Seele die jetzt nötigen Erinnerungen wecken. Wundere dich nicht, wenn sie weit zurückreichen in eine Zeit, die offensichtlich mit deiner jetzigen Erkrankung nichts zu tun hat. Vertraue darauf, dass sich nach deiner Absichtserklärung das Richtige zeigt.

Wohin schweifen deine Gedanken, zu welchen Personen, zu welchen Ereignissen, zu welchen Informationen? Lass das Bild dazu, den Geruch, das Gefühl aufsteigen, sammle alles in dir, um es kraftvoll mit dem Ausatmen einem Ort in der Natur zu übergeben, der sich dir als Helfer zeigt. Oder schreie, flüs-

tere, sing es in die Luft, ins fließende Wasser. Oder schreib es auf einen Zettel und übergib es der Erde oder dem Feuer.

Du brauchst nichts zu analysieren und nicht in vergangenen Situationen zu verharren. Tu deinen Befreiungsakt, schreite einfach weiter und vertraue darauf, dass die Natur all das, was du ihr übergibst, in reine Lebenskraft verwandelt.

Wandere, bis es still wird in dir. Bedanke dich bei deiner Seele, bei deinem Körper, bei deinem Geist, die die Bereitschaft haben, all dies zu erforschen, zu fühlen. Bedanke dich bei deinen Helferwesen aus der Natur.

Vertrauen in die innere Weisheit erlangen

Die innere Weisheit ist ein Begriff, der von vielen benutzt, aber wohl immer wieder etwas anders verstanden wird. Was ich hier meine, ist Folgendes: Es ist ein inneres Wissen, das in allen von uns von allem Anfang an da ist. Im alltäglichen Tagesbewusstsein ist es uns nicht ohne Weiteres zugänglich. Ebenso kann es durch Angelerntes, fremde Meinungen, Diagnosen, religiöse Ansichten, Erziehung, Gewohnheit, Anpassung und Ängste geradezu verstellt sein.

Das innere Wissen beinhaltet eine Art Körperintelligenz, die weiß, was mir guttut: Saures oder Süßes, Warmes oder Kaltes, Bewegung oder Ruhe. Außerdem hat dieses innere Wissen auch eine psychische Komponente: Was tut mir in dieser Hinsicht gut, was schadet mir, was nährt mich, was laugt mich aus, welche Personen sind hilfreich für mich? Und schließlich kennt die spirituelle Komponente der inneren Weisheit meinen persönlichen Entwicklungsweg, weiß um meine Verbundenheit mit allem Lebendigen und mit den Kräften des Universums, mit der Weisheit des großen Ganzen. Die innere Weisheit kennt also die Zusammenhänge des Lebens, sie weiß, wie eins in das andere greift.

Durch diese drei Dimensionen sind wir auch mit der Natur verbunden. Auf der körperlichen, materiellen Ebene durch die Nahrung, die Atmung und auch dadurch, dass wir aus denselben Elementen bestehen wie alle anderen Wesen der Natur und denselben Gesetzmäßigkeiten unterliegen. Dass wir auch auf der psychischen Ebene mit ihr verbunden sind, wissen wir spätestens dann, wenn uns ein Baum getröstet, ein Wasserfall unsere Fröhlichkeit geweckt hat. Und oft ist es die Schönheit und Erhabenheit einer wilden Naturlandschaft, aber auch einer winzigen Pflanze, eines Sonnenuntergangs oder Nachthimmels, die unsere Sehnsucht nach dem Ort wecken, von dem wir alle kommen. Geborgenheit mag uns durchfluten, Klarheit oder ein tiefes Wissen darüber, dass wir letztlich verbunden sind mit der All-Natur, mit dem Ewigen, dem Göttlichen, wie immer wir das benennen wollen. Dies ist die spirituelle Dimension der inneren Weisheit, die Seele, die sich in der Seele der Natur erkennt.

Wer die Gegenwart der inneren Weisheit spürt, erlebt sich in einem Raum der Freiheit, Geborgenheit, Gelassenheit, Ruhe und des Friedens. Der Druck auf die Brust ist weg, das Herz ist leicht, der Atem regelmäßig. Die Sorgen, Ängste, Zweifel und Kontrollversuche verblassen. Alles wird gut werden, wie immer auch der Weg verläuft. Es ist ein Ankommen im stillen Raum der Schöpfungszeit, dort, wo alles neu und wieder heil werden kann oder immer schon ist. Viele Menschen erleben in solchen Momenten, dass ihre innere Weisheit eine Gestalt annimmt, eine Farbe, einen Klang, mit dem sie in Dialog treten können, oder ganz einfach ein Gedanke, der das Gefühl der absoluten Richtigkeit auslöst.

Menschen können manchmal an Marienwallfahrtsorten in diese Atmosphäre der inneren Weisheit gelangen. Darum auch die dort häufig bezeugten Wunder, der Trost, der Mut zu neuem Leben. Dies hat nichts mit einer kirchlich vorgeschriebenen Frömmigkeit zu tun.

Die innere Weisheit ist eigentlich das zutiefst Vertraute, das wir überall antreffen können. Es ist immer da. Wir sind es, die uns wieder dafür öffnen müssen. Alleinsein hilft, diese Begegnung in ihrer Wirksamkeit zu erfahren. Die einen finden sie in einer meditativen Tätigkeit, im Wandern, Tanzen, Kochen, Träumen. Andere analysieren ihr Leben, erkennen Situationen, in denen sie »geführt worden« sind. Wie unterschiedlich der Zugang auch ist: Mit der Zahl der bewussten Begegnungen wachsen die Vertrautheit und die Möglichkeit, diesen Zustand des Verbundenseins herbeizuführen.

In diesem Buch wird aufgezeigt, dass die gesamte Natur ein Tor sein kann, um in den stillen Raum der Schöpfungszeit einzutreten, dort, wo Sie der inneren Weisheit begegnen, jener Instanz, die um die nächsten Bewegungen weiß, die für Sie heilsam sind und zugleich dem Ganzen dienen.

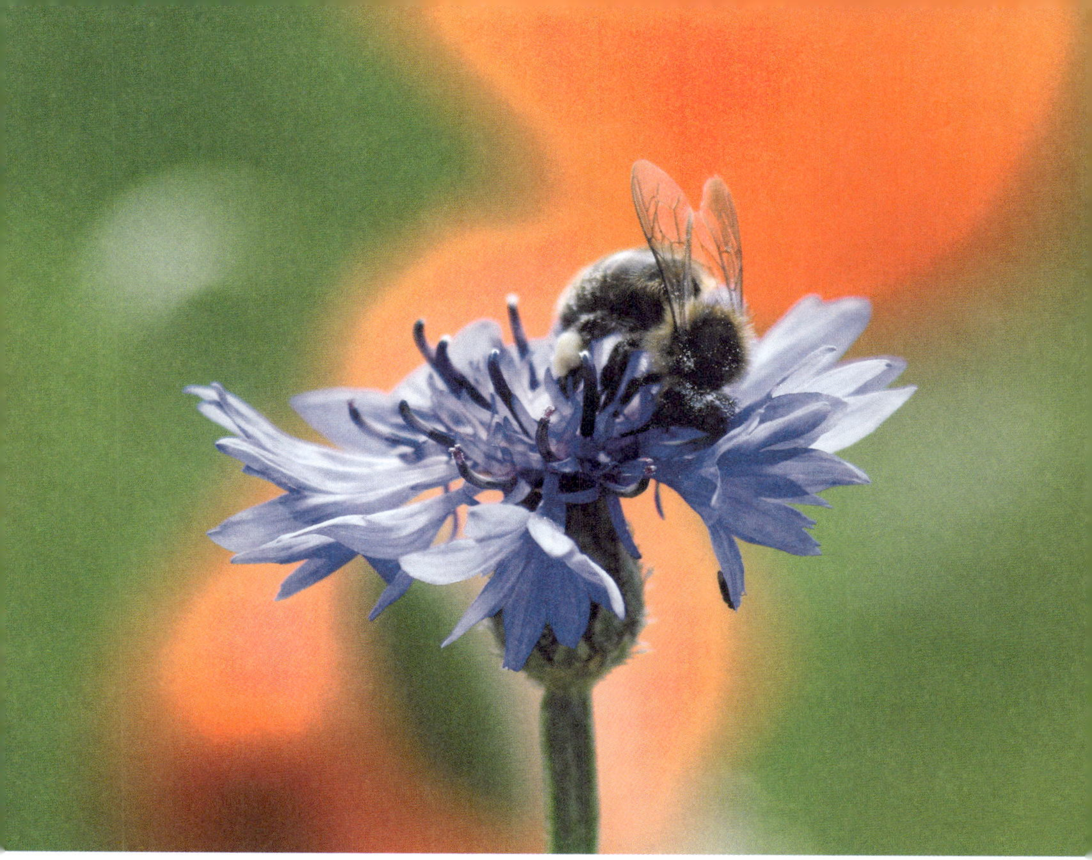

Die innere Weisheit kennt die Zusammenhänge des Lebens, weiß, wie eins ins andere greift.

Lesen Sie sich die folgenden Vorschläge durch. Sie sind in einzelne Schritte aufgeteilt. Nehmen Sie daraus, was Ihnen sinnvoll und möglich erscheint, und kreieren Sie Ihren eigenen Raum der Begegnung. Wichtig ist, ganz bewusst den Platz zu bereiten. Sie setzen damit einen Prozess in Gang, öffnen sich für ein ganz persönliches Treffen zu dem für Sie richtigen Zeitpunkt.

An die eigenen Erfahrungen anknüpfen

Wandere mit der Frage: Wie zeigt sich meine innere Weisheit? Erfährst du ihre Präsenz in einem bestimmten Körpergefühl, in einer bestimmten Emotion? Zeigt sie sich dir in zufälligen Ereignissen und Begegnungen, die dich berühren? Welches sind deine bisherigen Erfahrungen? Vielleicht magst du sie aufschreiben und dadurch vertiefen.

Den Bund mit der inneren Weisheit erneuern

Geh mit der Absicht in die Natur, einen Ort zu finden, der dir genug Sicherheit, Geborgenheit und Ruhe vermittelt, dass du dort deiner inneren Weisheit begegnen möchtest. Du kannst diesen Platz am Gefühl des Angekommenseins oder Willkommengeheißen-Werdens erkennen. Lass dich hier nieder und prüfe, ob es nötig ist, noch etwas umzugestalten. Brauchst du zum Beispiel einen Steinkreis, Kerzen, Schmuck oder einen Sitzplatz für ein Gegenüber?

Spüre ganz genau nach, wie es deinem Körper damit geht, an diesem Ort zu sein. Was siehst du, hörst du, riechst du, spürst du auf der Haut? Wie geht es deinen Muskeln, deinem Bauch? Wie ist deine Atmung? Nimm dies so genau wie möglich wahr, damit du weißt, wie es sich anfühlt, an diesem Ort zu sein.

Verabrede jetzt mit dir selbst ein Zeichen, mit dessen Hilfe du später jederzeit mit deiner Vorstellungskraft an diesen sicheren Ort gelangst. Du kannst zum Beispiel die Finger strecken oder deine Hände falten. Führe diese Gestik jetzt aus, damit dein Körper sich später erinnern kann.

Prüfe nochmals nach, ob du dich an deinem Ort wirklich schon sicher genug fühlst, um dich völlig zu entspannen, die Augen zu schließen und deine innere Weisheit zu rufen. Es kann durchaus sein, dass du den folgenden Teil des Rituals im Schutz deines Zimmers weiterführen willst. In diesem Fall kannst du dich von dort aus mithilfe deiner Vorstellungskraft und der speziellen Geste an deinen Naturplatz versetzen.

Schließe nun deine Augen und erlaube dir, dass deine innere Weisheit irgendeine beliebige Form annehmen kann: eine Farbe, ein Licht, einen Hauch, eine Menschen- oder Tiergestalt, eine Stimme, einen Klang. Gestatte dir auch zu einer anderen Form weiterzugehen, wenn dir die erste, die sich zeigt, nicht angenehm ist. Und wisse, dass sich die innere Weisheit oft einfach in dem Gefühl zeigt, etwas oder jemand sei wohlwollend zugegen.

Wenn du soweit bist, kannst du um Hilfe, Führung und Heilung bitten. Oder du stellst eine Frage, die du auf dem Herzen hast. Vielleicht die Frage, was du brauchst, um gesund zu werden. Oder wie du dich besser um dich selbst kümmern, was du zu deiner Entlastung verändern kannst. Was möchtest du hinter dir lassen, wovon dich lösen, was umwandeln? Du siehst, günstig sind Wachstumsfragen und nicht Warum-Fragen.

Vielleicht wirst du zu einem Ritual zur Erneuerung des Bundes mit der inneren Weisheit inspiriert. Du kannst diese Handlung später auf deinem Naturplatz ausführen.

Antworten können direkt erfolgen oder kommen vielleicht erst später. Es gilt nun, wachsam und geduldig zu sein, gleichsam auf Empfang zu schalten, bereit zu sein für das, was sich aus der Weisheit des großen Ganzen zeigen will. Du wirst von den Antworten berührt sein und du wirst wissen: Das ist es!

Natürlich kannst du diesen Begegnungsraum immer wieder aufsuchen. Und du kannst dich auf deinen Heilwanderungen von der inneren Weisheit unterstützt fühlen. Sie führt dich zu den Themen, Orten und Begegnungen, die für dich jetzt wichtig sind.

Die Sehnsucht nach dem unversehrten Körper

Die Operation ist gelungen, die Krankheit besiegt. Nichts kann Sie davon abhalten, wieder ein normales Leben zu führen. »Sie dürfen sich freuen«, sagte der Arzt. Doch da ist dieses starke Gefühl von Verletztsein: die fremden Narben, die von nun an den Körper verunstalten, die metallenen Teile, die ihn fortan tragen. Ganz zu schweigen von all dem, was Ihnen da rausgeschnitten wurde, und von der Traurigkeit, die Sie kaum zu zeigen wagen, da ja noch einmal alles gut gegangen ist.

Zugegeben: Die amputierte Brust wird nicht nachwachsen, das erblindete Auge nicht sehend, das künstliche Kniegelenk wird Sie wahrscheinlich auf keine hohen Berge mehr tragen. Trotzdem gibt es Hoffnung, dass Sie sich in Ihrem Körper wieder zu Hause, dass Sie sich wieder ganz fühlen können. Und dies kann mehr sein als ein bloßes Sich-daran-Gewöhnen.

Ich möchte hier von Alexandra berichten, die sich durch eine Krebserkrankung und Brustoperation tief in ihrer Weiblichkeit getroffen fühlte. Wie ein verletztes Tier zog sie sich nach ihrem Krankenhausaufenthalt in die Natur zurück. Sie jammerte, weinte und fand auch da draußen nichts anderes als beschädigte Wesen: zertrümmerte Steine, niedergestampfte Blumen, gefällte Bäume. Doch eines Morgens, als sie bereits unterwegs war und die Sonne die fernen Alpen in ein sanftes Rosa tauchte, trat ein Wandel ein. Keine zwei dieser Bergspitzen, die da im ersten Morgenlicht in ihrer Erhabenheit erstrahlten, hatten dieselbe Form. Für Alexandra war dies eine Erkenntnis, die sie auf ganz besondere Weise berührte. Lange saß sie da und betrachtete diese Schönheit, Kraft und Verschiedenartigkeit. Alexandra fühlte ein tiefes Verbundensein mit den Bergen und zugleich mit der neuen Form ihres Körpers, der sanft vom Morgenlicht erfüllt wurde, und auch mit der beschädigten Brust. Das war ein weiterer Schritt auf dem Weg zu ihrer Heilung.

Worauf es hier offensichtlich ankommt: Es braucht Geduld, um mit dem veränderten Körper zurechtzukommen. Und es braucht eine Zeit des Abschiednehmens vom Gewohnten, eine Weile der Trauer und des Schmerzes, so wie ich es vorgehend schon beschrieben habe.

Dann aber kann es gelingen, wieder den ganzen Körper wahrzunehmen und die Kräfte auf eine Weise auszugleichen, dass der verletzte Körperteil neu aufgenommen wird und wieder harmonisch mit dem übrigen Körper schwingt. Aus schamanischer Sicht ist seine Seele dann wieder zurückgekehrt. Es fühlt sich an wie ein Neugeborenwerden und bestärkt die Erfahrung, dass wir nicht nur aus materieller Substanz bestehen.

Natürlich geschieht dies alles nicht in einer vorgegebenen, planbaren Reihenfolge. Es ist eher ein Prozess, der spiralig verläuft, immer wieder am Schmerz rühren kann, bis dann doch – oft plötzlich und unerwartet – der Körper in Ganzheit neu erklingt, all seine Teile sich wieder zusammenfügen. Dass dabei die harmonisierende Weise der Natur von großer Wirkkraft ist, können Sie selbst erleben. Der folgende Ritualvorschlag kann in mehreren Schritten ausgeführt werden und hilft Ihnen, sich für einen Wandel zu öffnen.

Ausgleich im Körperuniverum schaffen

Gib dir Zeit auf deinem Jammerplatz, bis es ruhiger wird in dir (siehe auch Seite 60).

Spüre nach, ob ein Abschiedsritual für einen verlorenen Körperteil nötig ist. Welches Element, welches Naturwesen kann dich dabei begleiten? Du kannst zum Beispiel dem Fluss eine Blume übergeben, dem Feuer ein Kleidungsstück, der Erde einen Brief.

Wie kannst du deine Bereitschaft kundtun, den verletzten Körperteil wieder neu in dein Körperuniversum aufzunehmen? Durch eine Geste, einen Tanz, ein Singen, ein Bitten?

Welches Element, welcher Naturplatz hilft dir dabei? Lass dort mit jedem Einatmen die belebende, heilende Kraft der Erde durch dich fließen, die reinigende Kraft des Wassers. Lass den Wind dich durchlüften und dich mit Klarheit füllen. Erlaube der Energie des Feuers, des Sonnenlichts, dich mit seiner Wärme zu durchströmen und zu nähren.

Wie antwortet dein Körper? Welche Wirkung zeigt sich? Lass diese Lebendigkeit auch in den verletzten Körperteil fließen. Wie fühlt es sich an, den Körper neu zu bewohnen?

Beschließe das Ritual mit einer Geste des Dankes.

Der stete Wandel von Leben und Tod

In der Natur erleben wir den ständigen Wandel von Leben und Tod. Besonders im Frühling, wenn der junge Bärlauch und die ersten Märzenblümchen durch das Winterdickicht stoßen, erfahren ebenso wir Menschenwesen den Neubeginn. Wachstumskräfte regen sich. Was soll neu werden? Was will sich zeigen? Wofür öffnen wir uns, wohin verwandeln wir uns? Manchmal erahnen wir diese Kräfte auch in einer unbestimmten Sehnsucht, vielleicht sogar in Traurigkeit darüber, dass unser Leben so ist, wie es ist, dass vermeintlich nichts sich verwandeln oder verändern ließe. Es mag eine ungünstige Diagnose, ein unerwarteter Abschied, der Zusammenbruch eines Lebensplans diese Versteinerung noch verstärken.

Wenn wir mit solchen Verlusten zu kämpfen haben, scheint es oftmals leichter, sich an einem düsteren Herbst- oder Wintertag in die Natur hinauszuwagen. Das Vergehende, das Erstarrte da draußen spiegelt uns das eigene Leiden wider. Nun sind wir damit nicht mehr allein, irgendwie fühlen wir uns verstanden, getröstet, akzeptiert mit all unseren Unzulänglichkeiten. Und wenn wir uns diesem Erleben hingeben, passiert es oft, dass ganz unerwartet eine Farbe, eine Knospe, ein Vogelschrei uns weckt und der andere Teil des Stirb-und-werde-Zyklus in unsere Wahrnehmung tritt.

Wir entdecken, dass in der Natur Zerfall und Neubeginn in aller Schönheit fraglos nebeneinander existieren. Stärker als in einem gepflegten Park können wir es in einer urwüchsigen Landschaft erleben, in einem wilden Bachbett, einem ungenutzten Wald, in einer Kiesgrube, in einem sogenannt verwahrlosten Garten. Ganz von selbst wandern unsere Gedanken zu dem Abgestorbenen und Werdenden in unserem eigenen Leben. Seit wir auf dieser Erde sind, haben wir uns durch Zyklen von Tod und Wiedergeburt bewegt. Wir sind ständig in Veränderung, Verwandlung. Unentwegt wachsen wir aus irgendeiner Rolle, die sich erfüllt hat, heraus in eine neue hinein. Wir durchlaufen in unserem Leben mehrere Übergänge, vom Kind bis ins hohe Greisenalter, sofern wir Letzteres erleben.

Solche Verwandlungen wurden und werden bei Naturvölkern oft mit Ritualen begleitet. Es gilt, Abschied zu nehmen vom Alten, hineinzusterben in einen anderen Lebensabschnitt, initiiert zu werden in eine neue Kraft. Alte Formen, Strukturen, Vorstellungen müssen sich auflösen. Auch hier wird schmerzliches Loslassen erlebt, Verwirrung, Unsicherheit und Angst. Doch immer ist das Augenmerk der Gemeinschaft auf das Neue gerichtet, auf die Wiedergeburt in eine nun gemäße Rolle.

In unserer Kultur sind wir mit solchen Übergängen oft allein. Doch die Unterstützung durch die Natur ist uns gewiss. Nicht nur können wir ihre Wandlungskraft stets aufs Neue erleben. Sie zeigt uns auch, dass es eine Tendenz hin zu Harmonie und neuer Ordnung gibt. Es ist stets eine Herausforderung, dies zu erkennen – auch angesichts von Erdbeben, Überschwemmungen, Feuersbrünsten und Vulkanausbrüchen. Doch auch hier kann uns die Natur helfen, das Geschehen in seiner Tiefe zu verstehen und unser wahres Mitgefühl mit den Opfern zu entdecken. Wir lernen, natürliche Zyklen, Rhythmen, Abläufe kennen und erfahren uns selbst als Teil dieses Prozesses. Dies bringt uns in ein neues Gleichgewicht, lässt Gelassenheit, Heiterkeit, Hoffnung und Lebensfreude wieder in unser Leben. Heilkraft kann einströmen.

Dem Stirb-und-Werde begegnen

Geh mit der Absicht hinaus in die Natur, da draußen dem Stirb-und-Werde zu begegnen und dich an deine eigene Wandlungsfähigkeit zu erinnern, die dich seit deiner Kindheit begleitet. Lass dich überraschen, welche Übergänge in deinem Leben sich zeigen. Erinnere dich, in welche neuen Rollen, in welchen Lebensabschnitt du damals hineingewachsen bist.

Verweile an Plätzen, die zu dir sprechen. Hinterlasse an diesen Orten eine kleine Gabe: eine Nuss, ein Haar oder sonst ein vergängliches Objekt. Wandere so lange, bis dir eine neue Erkenntnis zufließt, dein Herz berührt ist.

Welches Element kann dir helfen, ein Ritual zu gestalten, das dich in deiner Wandlungsfähigkeit würdigt? Wie sieht es aus? Du hast ja mittlerweile Erfahrung darin, solche kleinen Handlungen zu finden, die deine Heilung unterstützen und deine Welt neu erschaffen helfen. Welcher Naturplatz, welche Naturwesen sind Zeugen davon, dass du mit der Durchführung des Rituals zugleich die stete Entfaltung, Entwicklung, Verwandlung alles Lebendigen akzeptierst?

Vertraue darauf, dass deine innere Weisheit dir nach und nach zeigen wird, was werden will.

Verdiene ich überhaupt Heilung?

Unserem Wunsch nach einem heileren Leben steht mit großer Macht und Magie oft ein inneres, einschränkendes Glaubenssystem im Wege. Gerade in Zeiten der Veränderung wird es wach und versucht alles, damit die Dinge beim Alten bleiben. Mag sein, dass viele dieser angesammelten Überzeugungen sich lange Zeit als richtig und als Schutz erwiesen haben. Nun – wir spüren es deutlich – sind sie überholt und für uns eher lebensfeindlich.

Vielleicht kennen Sie solche Glaubenssätze und Schlussfolgerungen: In meiner Familie sind schon viele an Krebs gestorben, da werde ich auch daran glauben müssen. Ich bin und bleibe ein Krüppel. Ich bin seit meiner Geburt gesundheitlich anfällig. Mir geht es immer schlechter als anderen. Ich bin nicht gut genug. Weil ich die Umstände nicht ändern kann, werde ich weiterhin krank davon. Das Leben meint es nicht gut mit mir. Mir ist noch nie etwas geschenkt worden. Das Leben ist ein Jammertal. Leiden und Schmerz sind von Gott gegeben. Heilung kann nicht so einfach sein. Ich habe keine Zeit für solche Scharlatanerie wie Heilungsrituale. Intelligente Menschen lassen sich nicht auf solch naiven Kinderkram ein. Ich genüge den Anforderungen nicht. Ich mache sicher etwas falsch. Ich kann mich nicht verändern. Gut erzogene Menschen machen das nicht. Überheblichkeit wird bestraft. Die Krankheit ist unheilbar, ich werde bald daran sterben. Ich will mir keine falschen Hoffnungen machen. Es gibt keine positiven Veränderungen mehr. Ich bin es nicht wert, dass mir Heilung widerfährt ...

Kommen Ihnen solche Überzeugungen bekannt vor? Wunderbar, denn dann beginnen Sie, sanft aus ihnen herauszuwachsen. Das Schwierige an solch einschränkenden Glaubensmustern ist nämlich, dass uns die meisten von ihnen nicht bewusst sind. Mit voller Kraft können sie deshalb ungestört aus dem Hinterhalt heraus unsere Bemühungen um ein heileres Leben sabotieren. Insbesondere Aussagen von Autoritätspersonen in Sachen Krankheit können uns stark belasten und sitzen oft so tief, dass sie sogar unsere Selbstheilungskräfte schwächen.

Es lohnt sich deshalb, sich auf dem Heilungsweg genügend Zeit zu geben, um solche verborgenen, einschränkenden Glaubenssätze ans Licht zu holen. Die Natur kann Ihnen helfen aufzudecken, von welchen Dingen Sie sich behindern und unnötig einschränken lassen. In welche negativen Aussagen Sie Ihre Energie investieren und damit Ihren Glauben an eine positive Veränderung und heilende Verhaltensweisen blockieren.

Natürlich können Sie sich auch fragen: Was wäre, wenn der bisherige Glaubenssatz nicht mehr gälte? Die Wirkung ist oft verblüffend. Sobald Sie aufhören, sich auf das zu konzentrieren, was nicht funktioniert, werden Sie feststellen, dass in Ihnen Hoffnung aufkeimt, Lebenslust gar und Mut, sich der Herausforderung zu stellen.

Einschränkende Meinungen in Lebenskraft umwandeln

Geh mit Schreibzeug und der Bitte in die Natur, dass sie dir helfen möge, die verborgenen Überzeugungen aufzudecken, die dir auf deinem Heilungsweg hinderlich sind.

Befrage die Steine, die Bäume, die Wasser: Welcher Glaubenssatz steht meiner Heilung im Weg? Halte inne an den Stellen, die zu dir sprechen. Nimm deine Gedanken und Emotionen wahr. Benenne die Überzeugung oder das Verhaltensmuster, sprich es aus und übergib es damit dem Luftelement, das es auf seine Weise verdünnt und auflöst.

Du kannst es auch aus dir herausfließen lassen, indem du es aufschreibst. Mach dann an einer Stelle, die sich dafür anbietet, ein Feuer und bitte darum,

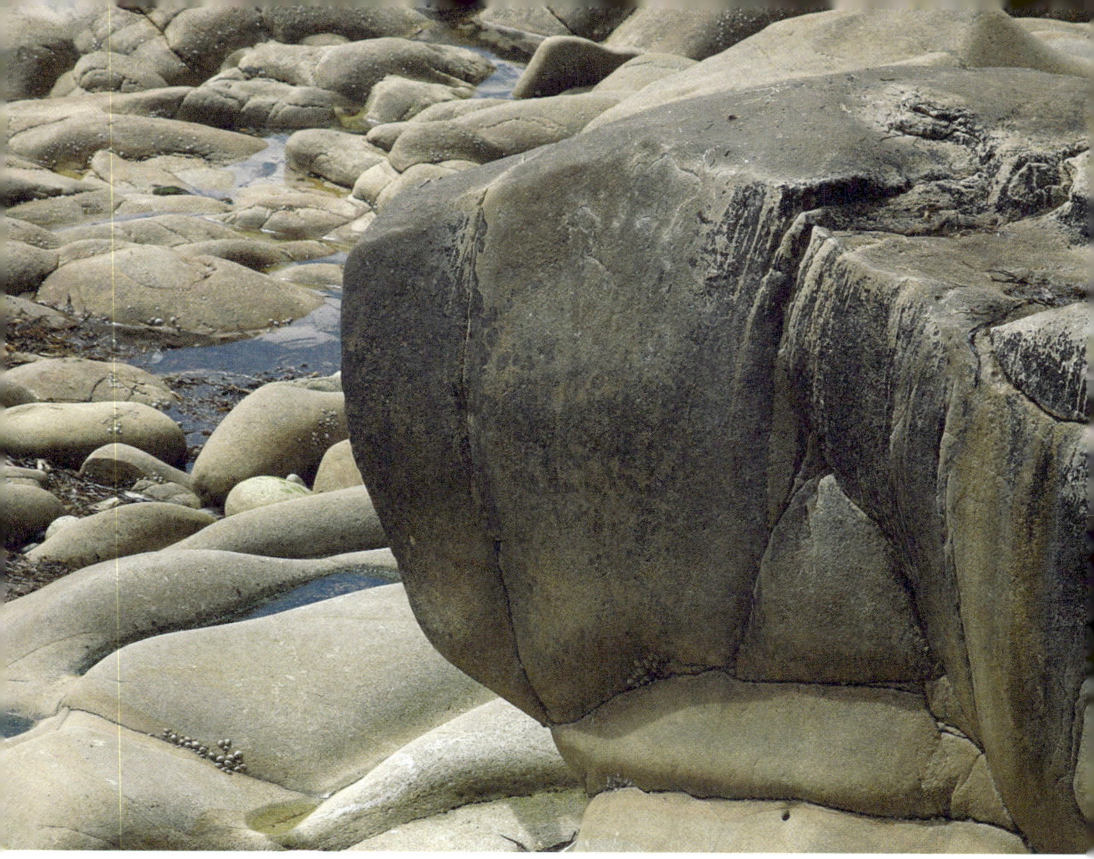

Die natürlichen Zyklen und Rhythmen kennenlernen, sich selbst als Teil des Prozesses erfahren.

seine Umwandlungskraft nutzen zu dürfen. Übergib ihm die aufgeschriebenen Überzeugungen – sofern du dich von ihnen lösen willst – als Geschenk. Das Feuer kann sich daran laben und sie in reine Kraft umwandeln. Nimm von dieser Feuerkraft zu dir, so viel du jetzt benötigst. Lass dich von ihr erwärmen, reinigen, beleben, erfreuen.

Verabschiede dich vom Feuer mit einer Geste des Dankes.

Beziehungen wandeln

Oft wird erst in Phasen des Krankseins klar, wie viel Lebenskraft wir in unsere Beziehungen stecken. Da gibt es solche, aus denen so viel Freude, Wärme und Unterstützung erwächst, dass wir sie ohne Zweifel auf diese Weise fortführen wollen. Andere hingegen sind aus ganz unterschiedlichen Gründen wahre Energieräuber. Zu erkennen sind sie daran, dass wir uns nach einer Begegnung, selbst nach einer telefonischen, ausgelaugt fühlen, hilflos, ohnmächtig, verwirrt, bestraft, erdrückt, zu etwas gezwungen, den Anforderungen nicht genügend, womöglich auch schuldig und voller Selbstzweifel.

Hier gilt es innezuhalten und zu überlegen, von welchen Menschen wir uns trennen und welche Beziehungen wir trotz Schwierigkeiten weiterführen wollen. Letzteres bedingt natürlich, dass es uns gelingt, sie so zu wandeln, dass in ihnen Geben und Nehmen in Harmonie kommen und dass wir uns fortan ohne Furcht so zeigen können, wie wir sind.

Ich darf hier das Beispiel von Lisa erzählen, einer Frau, die sich zeitlebens für das Wohl ihrer Mutter verantwortlich gefühlt hatte. Nun war die greise Mutter ernsthaft krank geworden, haderte mit ihrem Schicksal und war zugleich nicht dazu zu bewegen, fremde Hilfe anzunehmen. Sie verlangte diese von ihrer Tochter, die an einem weit entfernten Ort wohnte. Lisa tat, was sie konnte, und lebte mit einem ständigen schlechten Gewissen. Erst als sie selbst erkrankte, wurde ihr bewusst, dass da dringend etwas geändert werden musste.

Während ihrer Genesungszeit schenkte sich Lisa eine Auszeit in der Natur. Seit vielen Jahren hatte sie sich nicht mehr erlaubt, für sich selbst so viel Zeit und Raum zu beanspruchen. Nun war sie verzweifelt genug, es sich zu gestatten. Wandern hatte ihr schon immer Inspiration gebracht, und Lisa hatte Erfahrung darin, Rituale für die Wandlungsarbeit zu gestalten. So erhoffte sie sich einen starken Impuls für eine neue Form der Beziehung, die es ihr und der Mutter ermöglichen sollte, fortan den jeweils eigenen Weg zu gehen und trotzdem in einer gesunden Verbundenheit zu bleiben. Soweit die Absicht, die Lisa während der Fahrt an ihren Erholungsort herausschälte. Und schon begann der Heilraum zu wirken: Vorstellungen entwickelten sich, wie das Verhältnis zur alten Mutter zu gestalten sei.

Am ersten Tag suchte Lisa einen Mutter-Tochter-Platz, der die Art der Beziehung der beiden Frauen, so wie sie zurzeit war, zum Ausdruck bringen sollte. Hier erhoffte sich Lisa mehr Klarheit darüber, was zu wandeln war, und Inspirationen zu einem Ritual, das ihr half, dies zu tun. Lisa fand den passenden Platz im Wald. Auf einer kleinen Lichtung wurde sie von einem vermodernden Baumstrunk angezogen. Er war über und über mit Moosen bewachsen. Der Boden war weich. Es fühlte sich ganz so an wie auf den vielen Teppichen in Mutters Haus. Ein über dem Wald kreisender Helikopter brachte Lisa anfänglich aus der Fassung. Doch der unerwünschte Lärm erzeugte schließlich die Idee, dass hier der Luftraum überwacht wurde und eine Zeremonie für die alte Königin stattfinden sollte. So wurde aus dem Baumstrunk ein Thron. Einerseits fühlte sich das Geschehen genau richtig an, andererseits sträubte sich Lisa innerlich gegen diese Vorstellung, fand alles ziemlich lächerlich und an den Haaren herbeigezogen. Doch sie war bereit, der Intuition weiterhin zu folgen.

Am anderen Tag zog sie morgens los, um während des Gehens ein Wandlungsritual zu finden, das sie abends auf dem Mutter-Tochter-Platz feiern wollte. Und tatsächlich sammelten sich bald schon Ideen für diese kleine Handlung an. Wie zufällig wanden ihre Hände kleine Baumäste zu einem Reifen, an dem sich weitere Fundstücke befestigen ließen. Erst nach einiger Zeit wurde Lisa klar, dass hier Mutters Krone entstand. Sie war so erstaunt und überrascht, dass sie sich dem Geschehen weiterhin überließ. Schritt für Schritt zeigte sich nun deutlicher, aus welchen Elementen sich die Krone zusammensetzen sollte. Da gab es eine Blume für all die Liebe, die ihre Mutter auf ihre Art zu zeigen vermochte. Und eine Blume für die, die sie nicht zum Ausdruck bringen konnte. Eine Blume für die Kochkünste, für den Fleiß, die Hege und Pflege, den Arbeitseifer, die Zielstrebigkeit, die Treue, die Frömmigkeit, den Ordnungssinn und für die Abwehrkraft gegen alles, was nicht in ihr Weltbild passt. Eine Blume für das Ertragen von großen Ängsten, die sie während des ganzen Lebens begleiteten. Nicht dass dies alles Werte gewesen wären, nach denen Lisa strebte. Doch beim Wandern entdeckte sie, dass hier jegliche Wertung fehl am Platz war. All diese Blumen standen für die Kraft, die sich hinter dem Eigensinn und der Sturheit ihrer Mutter verbarg.

Nun fiel es Lisa leicht, dieser Mutterkraft in all ihren Erscheinungen einen Kranz zu winden. Ganz zuoberst auf dem Berg fand Lisa schließlich eine Distel, eine dieser stacheligen, verhärteten Sterne. Auch das erinnerte sie an ihre Mutter: eine herbe Alpenblume, stachlig und zerbrechlich.

Abends legte Lisa einen wunderschönen Kranz auf den Baumstrunk. Die untergehende Sonne zauberte einen letzten Lichtstreifen durch den Wald und beleuchtete wie ein Scheinwerfer den Ritualplatz. Lisa räucherte ein wenig und wartete darauf, dass der Sonnenstrahl abbrach und sie daraufhin ein Wandlungsfeuer anzünden konnte. Als es so weit war, brannte das kleine Feuerchen nur zaghaft, schien zu erlöschen. Da spürte Lisa, wie kraftvoll in ihr aufstieg, was sie daraufhin ins Feuer sprach: »Ich konnte nicht die Tochter sein, die du dir gewünscht hast. Schade, dass du meine Fähigkeiten nicht akzeptiert, meine Gaben nicht angenommen hast.« Die Flammen loderten mit einem Male auf. Lisa blieb am Feuer sitzen, bis auch die Glut erlosch. Sie fühlte sich wie erlöst von fremden Vorgaben. Und aus der Wärme des Feuers hatte sie mit Klarheit empfangen: »Mutter, auch du darfst deinen Weg auf deine Weise gehen. Du hast deine eigenen helfenden Kräfte.«

Zurück im Alltag spürte Lisa die Kraft und Erleichterung, die das Ritual ihr gebracht hatte. Tatsächlich veränderte sich das Verhältnis zu ihrer immer zerbrechlicher werdenden Mutter auf wohltuende Weise. Oft und gern besuchte Lisa sie im Altersheim, in das die alte Dame nun gezogen war. Zaghaft öffneten sich die Herzen der beiden und viel Segen lag auf den letzten Erdentagen der alten Königin.

Im anderen Beispiel, das ich hier erzählen darf, geht es um eine Ehepaarbeziehung. Seit längerer Zeit steckte Claus in einer schwierigen beruflichen Situation. Und so, wie er verzweifelt versuchte, an seinem Arbeitsplatz wieder die alten Verhältnisse herbeizuzwingen, wollte er auch die volle Kontrolle in seinen Beziehungen haben. Die geringste Abweichung von seinen ausgeklügelten Plänen verursachten gewaltige Zornesausbrüche, vor denen sich Astrid, seine Frau, mehr und mehr fürchtete. Sie getraute sich kaum noch, sich so zu zeigen, wie sie war, in ihren Bedürfnissen und mit ihren Meinungen. Erst als sie krank wurde, dämmerte ihr allmählich, dass sie etwas unternehmen musste. Es gelang ihr, für ein paar Tage in die Berge zu flüchten.

Tagelang wanderte Astrid durch die Landschaft, gewann Abstand von zu Hause. Eines Morgens stand sie vor einer Anhäufung von Felsbrocken und wusste: Hier galt es innezuhalten. Das war der Platz, der ihr half, die Art ihrer Ehebeziehung zu erkennen und zu lösen, was erlöst werden sollte. Sie spürte die Unterstützung der über ihr kreisenden Dohlen, der Bäume ringsum, des sanften Herbstwindes, der wärmenden Sonne. Ein Trümmerhaufen lag da vor ihr: Felsbrocken, wie eine Trutzburg, wie eine Trotzburg. Beim Näherkommen entdeckte Astrid zwei gemütliche Sitzplätze. Hier wollte sie ein wenig ausruhen, war ihr doch plötzlich seltsam schwindlig geworden. Da passierte etwas Eigenartiges. Sie empfand sich ganz unerwartet als Teil eines seltsamen Wesens: einer Art siamesischen Zwillings, am Kopf zusammengewachsen, mit Händen, die gierig um sich griffen. Nur wenige Sekunden verstrichen, dann konnte sich Astrid wieder von dieser Wahrnehmung lösen. Für sie war augenblicklich und zweifelsfrei klar, dass sie ein Bild ihrer Paarsituation empfangen hatte. Und sie wollte nur eines: dass auf diesen beiden Sitzplätzen in der Trutzburg zwei selbständige, gesunde Wesen einander auf Augenhöhe gegenübersitzen.

Wie in Trance befolgte Astrid nun eine Anweisung, die nach ihrem Empfinden von den Bäumen kam, von den Steinen und trotzdem tief mit dem übereinstimmte, was sie in ihrem Inneren fühlte: Zünde zwischen den beiden Sitzplätzen ein kleines Ritualfeuer an. Lass dich auf deinem Sitz nieder, spüre nach, wie es ist, deinen Platz einzunehmen. Nimm durch das Feuer hindurch den Platz deines Partners wahr. Habe den Mut, ihn dort seinen eigenen Gefechten zu überlassen. Lass im Feuer verbrennen, was euch unglücklich aneinanderfesselt. Wisse auch, dass dieses Feuer euch schützt und alles Verletzende aufnimmt. Es hilft dir, bei dir selbst zu bleiben, dich und deine Wahrheit zu spüren. Dieselbe Möglichkeit hat ebenso dein Mann. Kannst du nun die Trutzburg als etwas Gemeinsames erkennen?

Soweit die Erzählung, wie sie mir von Astrid für die Veröffentlichung in diesem Buch anvertraut wurde. Später erhielt ich von ihr die Nachricht, dass diese Erfahrung so nachhaltig war, dass in ihrem Haus nun oft ein gemütliches Herdfeuer brennt, an dem sich auch Freunde und Verwandte wieder gern treffen.

Vielleicht machen diese beiden geschilderten Erfahrungen auch Ihnen Mut, mithilfe der Natur zu entdecken, auf welche Weise eine verworrene Beziehung Wandlung erfahren kann. Was im Ritual geschieht, bringt eine erweiterte Sicht, zeigt eine neue Möglichkeit und schenkt Kraft, zu Hause im Alltag die Wandlung zu vollenden. Das Ritual eignet sich auch, um sich von einem Menschen zu verabschieden, sich von ihm abzugrenzen oder – um die Beziehung zu einem verstorbenen Menschen zu klären.

Ein Feuerritual

Gib dir viel Zeit und geh mit dem Wunsch hinaus, einen Naturplatz zu finden, der dir eine bestimmte Beziehung spiegeln kann. Du kannst auch deine innere Weisheit, deine Seele oder ein verbündetes Wesen bitten, dich an einen Ort zu führen, der dir hilft, diese Beziehung neu zu gestalten.

Welcher Naturplatz zeigt sich dir? Was sagt er aus über die Beziehung? Wie zeigen sich Verstrickungen? Wo jammert es? Wo ist es eng? Wie ruft der Stein, was sagt der Baum? Welche Bilder, Töne tauchen auf? Gibt es auch eine für dich positive Erkenntnis? Wo ist dein Platz und wo der des anderen Menschen?

Weißt du schon um erste heilsame Schritte oder Veränderungen? Tu sie, ohne den Platz zu verletzen.

Ist es nötig, dass du erst noch eine Wanderung machst oder eine Meditation, um ein Wandlungsritual zu kreieren, das du später an diesem Platz durchführen kannst?

Wenn du dich gut verbunden fühlst mit den Kräften dieses Ortes, kannst du auch einfach sitzen, lauschen, spüren und dann das transformierende Feuer an einer Stelle entzünden, die sich dafür anbietet.

Nimm hier deinen Platz ein, spüre deiner eigenen Wahrheit nach. Gib allem Ausdruck, was nötig ist. Sprich, singe, klage es ins Feuer. Es nimmt alles auf, löst es, wandelt es in reine, heile Kraft. Lass dich von ihm nähren.

Wie fühlen sich dieser Platz, dieses Sich-ausdrücken-Können und dieses Genährtwerden an?

Du kannst später im Alltag an diese Erfahrung andocken. Wundere dich nicht, wenn sich bald schon Veränderungen in deiner Beziehung zeigen.

Sich mit Erfahrungen aussöhnen

Die Zeit des Rückzugs, die das Kranksein verschafft, birgt die Möglichkeit, über das bisherige Leben nachzusinnen, sich mit ihm auszusöhnen und sich darüber bewusst zu werden, welche Fähigkeiten uns in gewissen Ereignissen zugewachsen sind. Da gab es Erlebnisse, in denen wir so glücklich waren, dass wir uns seither danach zurücksehnen. Andere waren derart schmerzhaft, dass wir sie am liebsten vergessen würden. Irgendwie, so scheint es, sind wir immer noch an diese Situationen gebunden und mit den damals daran teilnehmenden Menschen verstrickt.

Erst wenn es gelingt, sich ohne bindende Gefühle zurückzuerinnern, ohne Schmerz, ohne Verdrängung, ohne ein Wieder-haben-Wollen, sind wir frei,

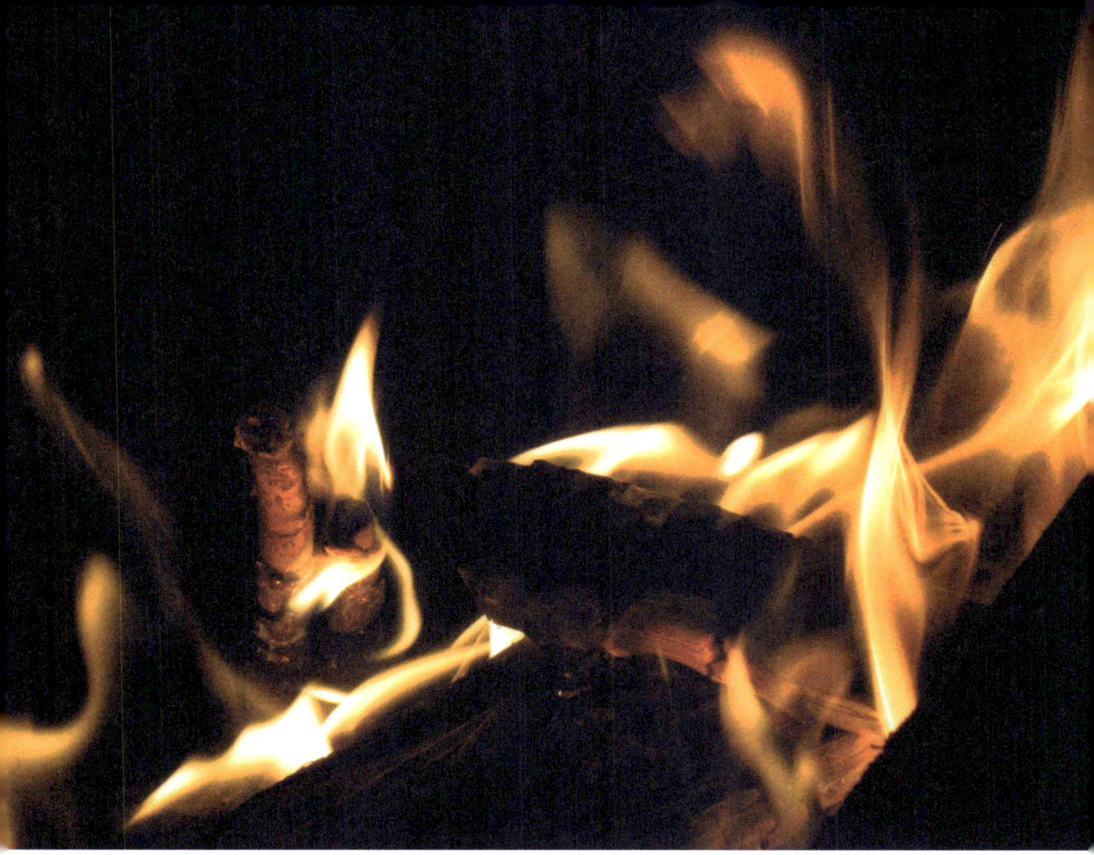

Im Hier und Jetzt ankommen und sich ganz lebendig fühlen.

versöhnt mit unserem bisherigen Lebensweg. Oft ist es heilend, zu erkennen, welche Fähigkeiten uns durch einstige Lebenserfahrungen zugewachsen sind. Darum geht es im folgenden Vorschlag.

Krankheiten, Krisen, ungünstige Familienverhältnisse, Verluste, Beziehungsprobleme und andere Schwierigkeiten werden von uns meist als negativ eingestuft. Und wir tun alles, um ähnliche Erfahrungen in Zukunft zu vermeiden. Dabei können diese durchaus ein anderes Gesicht zeigen, wenn wir bereit sind, solche biografischen Erlebnisse als Weg zu unserer persönlichen Kraft zu würdigen. Schließlich hat uns das Vergangene bis in unsere Gegenwart gebracht. Wir haben überlebt, viel geleistet, das Leben in seinen vielen Facetten kennengelernt. Es hat uns geprägt, gewandelt und vorbereitet auf den Abschnitt, der noch vor uns liegt.

Erst wenn wir wohlwollend zurückschauen und wissen, das ist meine Geschichte, sind wir mit ihr versöhnt. Der nachfolgende Ritualvorschlag hilft Ihnen, den Gewinn zu entdecken, der in vergangenen Lebenssituationen verborgen liegt, und Ihre Kraft im Hier und Jetzt zu sammeln.

Meine Erfahrungen würdigen, Fähigkeiten entdecken

Geh hinaus in die Natur und lass Erinnerungen aufsteigen – an schöne und an schwierige Zeiten. Deine Absicht ist es, zu entdecken, welche Fähigkeiten dir durch diese Ereignisse zugewachsen sind, welche Überlebenstechniken du entwickelt, welche Weltsicht du damals gewonnen hast. Wisse dich geführt und beschützt von deiner Seele, von deiner inneren Weisheit.

Wandere, bleibe in Bewegung. Es geht nun nicht ums Denken, sondern darum, zu entdecken, wie ein Stein, ein Wasserkräuseln, ein Tier oder ein Donnerschlag deine Erinnerungen wecken können. Halte an den Naturplätzen inne, die zu dir sprechen. Nimm wahr, welche Situation nun aufsteigt.

Bitte deine innere Weisheit, deine Seele oder ein dir vertrautes unsichtbares Helferwesen, dir nun zu zeigen, welche Kraft, welche Fähigkeit, welche Weltsicht, welche Überlebenstechnik dir damals zugewachsen ist. Vielleicht erreicht dich die Einsicht ganz unmittelbar, vielleicht erst zu einem späteren Zeitpunkt.

Würdige dein jüngeres Selbst durch eine kleine Handlung der Anerkennung: eine Selbstumarmung, ein Nicken, einen Tanz. Anerkenne, dass du zu dem Zeitpunkt so gehandelt hast, wie es dir damals eben möglich war. Frage dich nochmals: Was habe ich aus diesem Ereignis gelernt, welche Fähigkeiten entwickelt, was ist mein Gewinn oder welche Weltsicht hat sich bei mir damals festgelegt?

Würdigen heißt, erkennen, annehmen und stehen lassen, was war und was ist.

Wandere weiter, spüre deine Stärke. Erkenne, wie du dich von Ereignis zu Ereignis verwandelt hast. Anerkenne deine Wandlungskraft.

Zu einem späteren Zeitpunkt magst du dann erforschen, welche dieser einstigen Überlebenstechniken oder Fähigkeiten für dich in deinem gegenwärtigen Leben noch sinnvoll sind und von welchen du dich in einem weiteren Ritual verabschieden möchtest. Du weißt mittlerweile, wie das geht.

Nachfolgend kannst du erfahren, wie du die noch in vergangenen Situationen gebundene Lebenskraft erlösen und in die Unmittelbarkeit deines Seins bringen kannst.

Gebundene Lebenskraft erlösen

Kranksein bedeutet auch innehalten. Und kaum sind die ärgsten Schmerzen vorbei, werden Zeit und Raum frei für Dinge, die wir im normalen Alltag so ganz nebenbei in Schach halten konnten. Nun, in der Stille und im Alleinsein, mag es vorkommen, dass Ereignisse aus der jüngsten oder länger zurückreichenden Vergangenheit beginnen, uns extrem stark zu beschäftigen, dass Gefühle von damals wieder hochkommen und wir geradezu zwanghaft an sie denken müssen. Immer wieder können wir zurückfallen in unglückliche Liebesgeschichten, in ungünstige Lebenssituationen, in vergangenes Leiden, auch an Orte, an denen uns die Diagnose einer Krankheit eröffnet wurde, wo wir medizinische Behandlung vielleicht als traumatisch erlebt haben. Allerhand Sorgen sind also mitgereist an den Platz, den wir für unseren Heilungsprozess ausgewählt haben.

Aus schamanischer Sicht sind solche Vergangenheitsfallen ein Hinweis darauf, dass in diesen Erinnerungen noch viel Lebensenergie gebunden ist. Sie können mit ein Grund für immer wiederkehrende ähnliche belastende Situationen sein, für chronisches Kranksein oder für Depressionen. Ausgiebig haben die beiden Psychotherapeuten und schamanisch Praktizierenden Sandra Ingerman und Carlo Zumstein dieses alte schamanische Heilwissen erforscht. Sie zeigen auf, wie es gelingt, die in der Vergangenheit gebannten Kräfte zu erlösen – denn für ein gesundes, heiles, tätiges Leben brauchen wir sie in unserem unmittelbaren Dasein. Der nachfolgende Ritualvorschlag ist inspiriert von dieser schamanischen Seelenarbeit.

Auch die Natur kann uns auf wunderbare Weise helfen, verlorene Lebenskraft wieder zu entdecken, sie aus ihrer Verhaftung in der Vergangenheit zu lösen und in unsere Gegenwart zu holen. Viele Plätze in der Natur eignen sich hervorragend, um zu erkennen, wo und wann uns Lebensenergie abhandengekommen ist und wie wir sie zurückrufen können. Sie helfen auch zu erforschen, wo wir, meist unbewusst, fremde Lebenskraft festhalten.

Bei dieser Betrachtung kann es zu unerwarteten Erkenntnissen kommen. Nicht nur schwierige und traurige Ereignisse zeigen sich. Selbst wenn wir unser Herz verschenken, geben wir oft etwas von unserer Seelen- oder Lebenskraft weg oder behalten solche bei uns, die eigentlich einem anderen

Menschen gehört. Und auch das gibt es: Wir können Lebensenergie in einer Landschaft verlieren, in deren Schönheit wir gleichsam zerfließen, wenn wir es danach unterlassen, uns wieder zu zentrieren. Oder wir haben sie beim Wegzug von einem Wohnort schlichtweg dort vergessen. Kein Wunder, dass wir uns seither nirgendwo zu Hause fühlen.

Nochmals: Es geht hier nicht um das Lösen eines Problems, sondern um das Erlösen von Lebenskraft. Zu einem späteren Zeitpunkt können dann auch die damit verbundenen Schwierigkeiten auf anderen Ebenen angegangen werden, sofern sie denn noch bestehen sollten.

Im folgenden Ritualvorschlag sind Sie eingeladen, eine Wanderung zu Plätzen in der Natur zu machen, die bereit sind, Ihnen zu zeigen, wo gebundene Lebenskraft erlöst werden will. Sie holen sich diese Energie zurück in Ihre Gegenwart, denn Sie brauchen sie auf Ihrem Heilungsweg. Lassen Sie sich überraschen, vertrauen Sie der Führung Ihrer inneren Weisheit.

Verlorene Kraft in deine Gegenwart holen

Deine Absicht: Du möchtest erkennen, in welchen Lebenssituationen dir Seelenkraft abhandengekommen ist oder wo du welche von anderen Menschen festhältst.

Wandere und lass dich von Naturplätzen anziehen, die dich dabei unterstützen. Verweile dort, nimm deinen Körper wahr, den Strom deines Atems, deine Mitte. Nun lass dir zeigen, was erlöst werden will.

Es können frohe oder schwierige Erinnerungen sein, die nun auftauchen. Sie erreichen dich über Bilder, Stimmen oder Gefühle. Du brauchst nicht in diese Situationen einzusteigen oder sie zu analysieren. Beobachte sie einfach aus einer Distanz und halte dabei Kontakt mit deinem Platz in der Natur. Spüre die Erde, die dich trägt. Sei dir bewusst, dass du nun etwas tun kannst, damit es dich nicht immer in diese Vergangenheitsfalle zurückzieht. Hole deine Seelenkräfte zurück zu dir. Und das geht so:

Stell dir die frühere Situation und dein jüngeres, damaliges Selbst wie von Staub bedeckt vor. Hole nun tief Atem und puste in diese Szene, wirble das Alte auf und entlass damit alle gebundenen Kräfte und auch die beteiligten Personen. Tu dies so lange, bis sich alles aufgelöst hat. Vertrau dem Kreislauf der Natur, der die nun frei gewordenen Kräfte an den Ort zurückbringt, an den sie gehören.

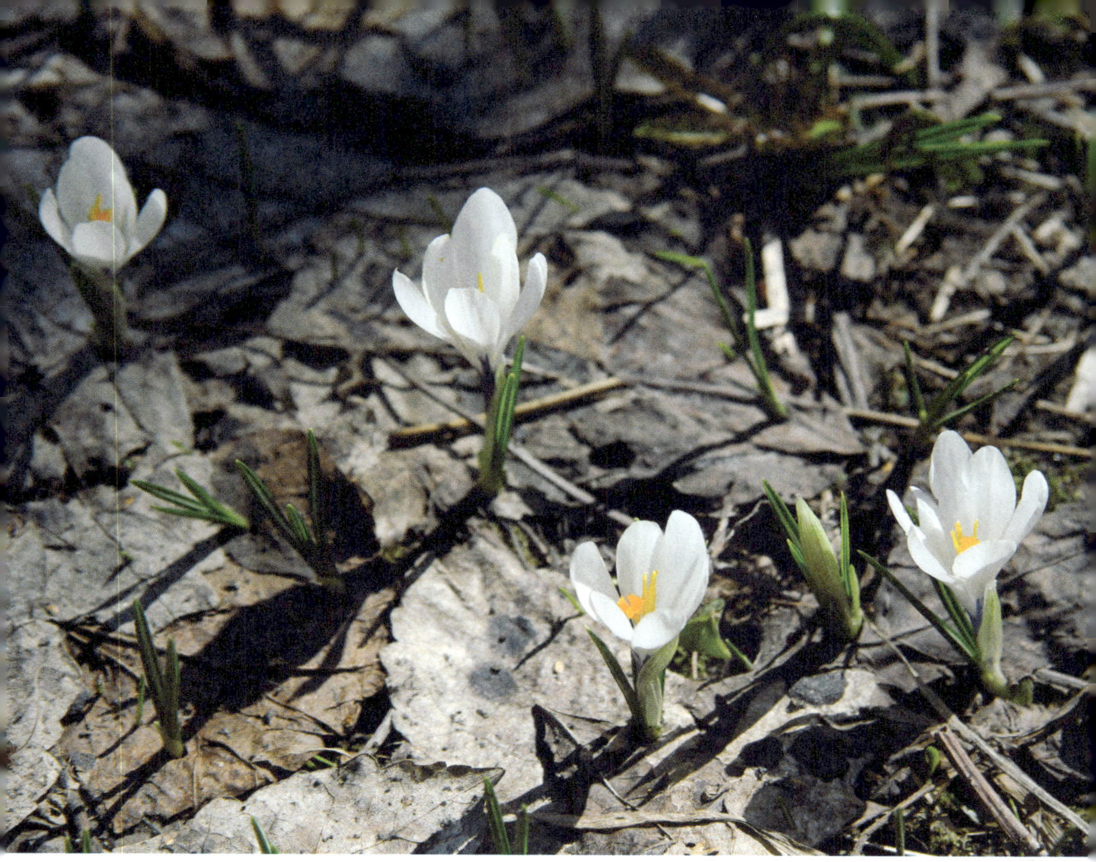

Entdecken, dass in der Natur Zerfall und Neubeginn fraglos nebeneinander existieren.

Vielleicht kannst du dabei dein jüngeres Selbst als Lichtwesen wahrnehmen. Umarme es, nimm es zu dir. Du kannst dich aber auch ganz einfach auf deine Mitte konzentrieren und einatmen, was zu dir zurückkehren will.

Wisse, dass der Prozess nun in Gang gesetzt ist und sich in den nächsten Tagen und Nächten fortsetzen kann. Bitte den Geist des Windes, diese Arbeit in deinem Sinn fortzuführen und zu vollenden.

Wandere weiter, fühle, wie die Lebenskraft in dir pulsiert, dich wärmt, dich entspannt. Ist es nötig, dass du weitere Plätze findest, an denen du noch mehr Kraft erlösen kannst? Oder ist für heute genug?

Wie kannst du dich belohnen? Wie kannst du die zurückgekommene Kraft willkommen heißen? Lass sie heilend wirken.

Durch das Tor der Natur Seelenkraft zurückgewinnen

Für ein gesundes, tätiges, erfülltes Leben brauchen wir all unsere Lebenskraft in der unmittelbaren Gegenwart. Nun zeigt die Erfahrung, dass die Lebensenergie unserer Seele, die uns durch dieses irdische Leben begleitet, durch bestimmte Erlebnisse stark vermindert werden kann. Manchmal bleibt sie, wie eben beschrieben, in längst vergangenen Ereignissen gebunden. Und auch das ist im schamanischen Heilwissen bekannt: Seelenenergie entfernt sich aus dem gegenwärtigen Erdenleben, macht sich auf den Weg zurück zu ihrem Ursprung, zur Quelle allen Seins. Dies ist vor allem bei traumatischen Erlebnissen der Fall. Diese Seelenenergien sind dann davon ausgeschlossen, an unserem tätigen Leben und damit auch an unserem Heilungsprozess mitzuwirken.

Seit alters her ist es die Aufgabe der weisen Frauen und Schamanen, diese entschwundene Lebenskraft in Ritualen wieder einzufangen, sie den geschwächten Menschen zurückzubringen und damit Heilung zu ermöglichen. Heute entdecken viele Menschen in sich die Fähigkeit, Seelenkraft, die sich auf den Weg zum Ursprung gemacht hat, wieder in ihr Leben zurückzurufen. Sie tun dies im Wissen, dass sie selbst Teil des großen Ganzen sind, und im Vertrauen auf die Hilfe der inneren Weisheit, der unsichtbaren Helferwesen und der Seelenkräfte der Natur.

Bergbäche, Wasserfälle, Wälder – Orte, an denen sich der natürliche Kreislauf des Lebens in besonderem Maße zeigt – sind hervorragend geeignet, Sie bei einem solchen Ritual zu unterstützen. Auch alte Bäume, Blumenwiesen oder der Sternenhimmel können Tore sein, hinein in eine andere Dimension, in die Erfahrung, dass Diesseits und Jenseits nicht so strikt getrennt sind, wie wir es in unserer Kultur zu glauben gewohnt sind. Wer kennt nicht das Erleben, in der Natur dem Göttlichen, dem Ewigen, dem Unendlichen – wie immer wir es nennen wollen – ganz nahe zu sein? An solchen Plätzen können Sie verweilen, rufen, locken und Ihre Seelenkraft zurückgewinnen. Aber auch vom Krankenbett aus lässt sich ein solches Heilritual durchführen. Besonders günstig sind der Morgen- oder Abendhimmel, ein Baum vor dem Fenster, die Berggipfel, der Wolkenhimmel.

Entschwundene Seelenkraft zurücklocken

Geh mit dem Wunsch, verlorene Seelenkraft wieder in dein Leben zu holen, hinaus in die Natur.

Lass dich von deiner inneren Weisheit an Plätze führen, die dich ganz besonders berühren. Hier verweile und lass deine Seele auf ihre Weise die verlorene Kraft zurücklocken: im Stillsein, mit einem Lied, einer Geste, einem Tanz, einem Gebet.

Tauche mit deiner Wahrnehmung in die Tiefe eines Blütenkelchs, in die Weite des Sternenhimmels, in das sanfte Licht der auf- oder untergehenden Sonne. Oder suche eine Stelle zwischen den Wolken, zwischen Wasser und Luft, zwischen Licht und Schatten, zwischen Baumkrone und Himmel. Hier, in diesem Dazwischen, verweile wiederum. Es ist der Raum, in dem deine verlorene Seelenkraft wieder zu dir zurückfinden kann.

Empfange, was dir entgegenkommt. Du musst nicht wissen, was es ist oder wann es dir abhandengekommen ist. Umfange es mit deinen Armen, atme es ein, nimm es in dich auf.

Heiße die zurückgekehrte Kraft willkommen – auf eine Weise, die du als angemessen empfindest. Spüre, wie deine Handlung dich berührt, wie Kraft in dir pulsiert. Wenn es deinem Bedürfnis entspricht, wandere weiter, lass dich von anderen Naturplätzen finden, die ein Tor zu deiner verlorenen Seelenkraft sind.

Nach einer solchen Wanderung solltest du dir Ruhe gönnen. Spüre deine Sehnsucht nach einem heilen Dasein, einem gesunden Leben. Wisse, dass du nun die Bitte um Rückkehr der entschwundenen Seelenenergie geäußert und das Tor geöffnet hast. Lass zu, dass die Seelenkraft weiterhin und ohne dein Dazutun zurückfließen kann. Lass sie heilend wirken.

Lass dich vom Wind umschmeicheln, von der Sonne liebkosen, vom Regen erweichen. Lass all deine Sinne spielen und spüre die Kraft deiner Mitte.

Verantwortung – das richtige Maß finden

Es gibt Menschen, die sich für alles und jeden verantwortlich fühlen. Selbst die Rettung des Planeten liegt komplett auf ihren Schultern. So viel sie auch leisten – das schlechte Gewissen, das Gefühl, zu wenig oder nicht das Richtige zu tun, ist ihr ständiger Begleiter. Die eigenen, wirklichen Bedürfnisse werden dabei kaum wahrgenommen, oder ihre Erfüllung wird weit in die Zukunft verschoben. Eine Krankheit kann für kurze Zeit von einer solchen Bürde befreien. Ist dann das Schlimmste überstanden, kehrt der Druck oft zurück. Doch da ist meist auch die Einsicht, dass dieses Zuviel an Verantwortung der Gesundheit nicht zuträglich ist. Doch wie sich davon befreien?

Ein Gang in die Natur kann helfen, sich der Last dieses Übermaßes an Verantwortung bewusst zu werden, alles Überflüssige zu übergeben und zu erkennen, wo die wirkliche Verantwortung liegt – auch die für sich selbst.

Das folgende Ritual wurde von einer Frau gefunden, die nach einer lebensbedrohlichen Erkrankung wusste, dass sie für sich nun das richtige Maß in der aufwändigen Betreuung ihres behinderten Bruders finden musste. Sie fuhr für ein Wochenende in die Berge und wanderte mit ihrem Thema zu einem Ort, der ihr schon oft zu Entspannung und Klarheit verholfen hatte. Sie folgte dabei dem Lauf eines Baches bis hinauf in den Bergkessel, dorthin, wo alle Wasser zusammenfließen. Und wie von selbst entwickelte sich auf ihrem Weg eine heilende Handlung, die neue Lebensfreude, überraschende Einsichten und mehr Gelassenheit in ihr Leben brachten.

Verantwortung übergeben

Finde einen Platz in der Natur, der dir helfen kann, dich mit der Last deiner Verantwortung auseinanderzusetzen. Geeignet sind Wege, die zu einem Naturplatz führen, der deinem Empfinden nach in starker Verbindung mit dem Kosmos steht. Das kann zum Beispiel ein Weg sein, der zu einer Lichtung führt oder zu einem alten Baum. Oder du folgst dem Lauf eines Bergbachs bis in den Bergkessel. Oder du machst dich ganz einfach irgendwo auf den Weg, vertrauend darauf, dass deine Seele dich an den richtigen Ort führen wird.

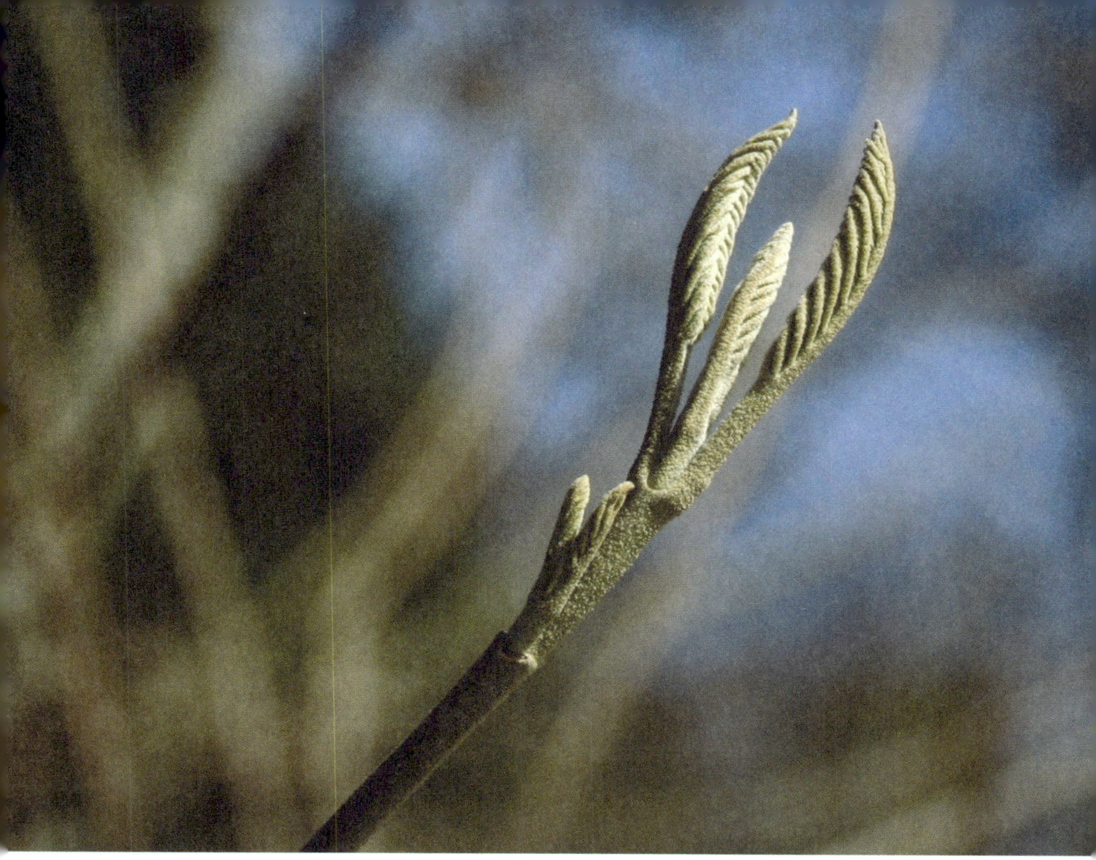

Die eigene freie und wilde Seele spüren.

Du gehst mit der Absicht in die Natur, dein Übermaß an Verantwortung nochmals körperlich zu spüren und es dann zu übergeben. Gleichzeitig bist du bereit, die Verantwortung anzunehmen, die dir »zusteht«. Und du brauchst Unterstützung darin, im Alltag dann nach dieser Einsicht zu handeln.

In einer ersten Phase deiner Wanderung widmest du dich ganz der Last deiner Verantwortung. Wofür fühlst du dich zuständig? Was musst du alles erledigen? Was kannst nur du »richtig« machen? Wo fühlst du ein schlechtes Gewissen? Wer erwartet etwas von dir? Wem glaubst du helfen zu müssen? Wen beraubst du seiner eigenen Kräfte, wenn du ihm immer unterstützend zur Seite stehst? Wo kannst du nicht zusehen, dass etwas kaputtgeht? Wo übernimmst du Verantwortung für die Verantwortung der anderen?

Die richtigen Fragen werden dir beim Gehen zuwachsen. Nimm für jede Verantwortlichkeit einen Stein und pack ihn in deinen Rucksack. Staune und würdige dich für deine Bereitschaft, eine solche Last zu tragen. Auch wenn du nur kleine Steinchen nimmst, wirst du irgendwann zu einem Punkt kommen, an dem du deutlich spürst: Jetzt ist es genug!

In der zweiten Phase deiner Wanderung übergibst du deine Bürde der Umwandlungskraft der Natur. Wirf die Steine deiner Verantwortlichkeiten in den Bach, ins Gehölz oder leg sie an den Wegrand. Womöglich beruhigt dich der Gedanke, dass du sie auf dem Rückweg wieder einsammeln könntest.

In der dritten Phase kommst du auf deinen Platz, an dem du die Verbindung zum Kosmos spüren kannst. Erlaube dir, von all dem Ballast deiner Verantwortung erlöst zu sein, sozusagen verantwortungslos. Kannst du deine wilde, freie Seele fühlen? Wie kannst du diesen Zustand vertiefen? Willst du still sein, tanzen, singen, lachen, traurig sein? Nimm dir genügend Zeit für diese Erfahrung.

Fühle dich verbunden mit all den Kräften, die von oben einstrahlen: dem Licht, der Kraft der Berge, des Baumes, der fliegenden Wolken, des blauen Himmels. Fühle dich begleitet. Spüre deine Mitte und frage dich: Welche Verantwortung kann und will ich übernehmen? Vielleicht wird dir nicht augenblicklich klar, wo und wie du dich engagieren willst. Erlaube deiner Antwort, dir in nächster Zeit zuzuwachsen. Wichtig ist, die Frage zu stellen.

Nun machst du dich auf den Heimweg. Spüre deine Freundschaft mit dir selbst. Horch in dich hinein oder lass dir von der Natur erzählen, wie du dich für die kommende Zeit gut nähren kannst. Vielleicht spricht ein Stein zu dir, eine Blume oder der hüpfende Bach.

Den verborgenen Schatz entdecken

Wie die Erfahrung zeigt, gelingen Heilungsprozesse besser und nachhaltiger, wenn im Kranksein eine tiefere Bedeutung gefunden werden kann. Wie bei jeder Krise, bei jedem Einbruch des Unbekannten, der uns erschüttert, ist die Deutung, das Finden des sinnstiftenden Zusammenhangs wichtig. Sie ist Voraussetzung für die innere Annahme, für eine Neuausrichtung – für den Prozess des Wachstums und der Entfaltung.

So könnten wir uns zum Beispiel folgende Fragen stellen: Gibt es in meinem Kranksein einen verborgenen Sinn zu entdecken? Oder kann ich ihm einen solchen geben, einen, der mich im Leben einen Schritt weiterbringt? Was ist mein Gewinn, die Essenz, die ich aus dieser Phase meines Lebens ziehe? Welche fremde Welt habe ich durch mein Kranksein kennengelernt? Welche Werkzeuge habe ich mir dort angeeignet? So betrachtet, kann das Kranksein auch eine Initiation in eine neue Kraft bedeuten. Und es bliebe zu einem späteren Zeitpunkt die Frage zu beantworten: Wie kann ich diese nun in meinem Alltag nähren und für mein weiteres Leben einsetzen?

Es geht also nicht darum, sich in Spekulationen über die Ursache der Krankheit in Schuldgefühlen und Grübeleien zu verlieren. Auch nicht darum, »die Lektion zu lernen« und fortan brav und lustlos durchs Leben zu gehen. Vielmehr ist es sinnvoll, sich zu überlegen: Wohin hat mich mein Kranksein gebracht, wohin führt es mich? Akzeptieren Sie keinesfalls Deutungen von außen. Von Bedeutung sind einzig Ihr Nach-innen-Horchen und die Botschaften, die Ihnen da draußen in der Natur zufallen.

Wie ein Blitz kann uns plötzlich eine Einsicht, ein Sinn, eine Bedeutung treffen. Doch wahrscheinlicher ist, dass wir diesen verborgenen Schatz nicht auf einer einzigen Wanderung heben. Oft ist es ein eher länger dauernder Prozess, auf den wir unsere Aufmerksamkeit lenken können. Manchmal sind es bloß Ahnungen, dann wieder klare Einsichten, Sehnsüchte und oft auch Träume, die uns begleiten und zu klaren Fragen anstiften: Was ist mir wichtig, was nicht? Wofür lohnt es sich zu kämpfen? Wovon habe ich geträumt, als ich klein war? Will es sich jetzt in einer ganz besonderen Form erfüllen? Was macht mir Freude? Was möchte ich noch erleben? Welche Arbeit, welche Aktivitäten machen nun Sinn? Welche Beziehungen sind erfüllend, welche sind eine große Herausforderung? Will ich Letztere trotzdem oder gerade deswegen weiterführen? Was nährt mich – meinen Körper, meinen Geist, meine Seele? Was bringt Frieden und Freude in mein Leben? Und vielleicht drängt sich gar die Frage in den Vordergrund: Will meine Seele hin zu ihrem Ursprung? Wie will ich diesen Übergang gestalten? Wer kann mir dabei helfen?

So kann die Zeit des Rückzugs, die eine Krankheit uns verschafft, die Möglichkeit bringen, sich neu zu orientieren. Ist die Art, wie wir über Gesundheit, Heilung, über Leben und Tod, über uns selbst und die anderen denken, noch angebracht? Hat sich vielleicht unser Weltbild durch das Kranksein verändert? Welches sind die neuen Erfahrungen?

Wenn wir uns auf diesen Bewusstwerdungsprozess einlassen, kommen wir nicht darum herum, den Sinn des Lebens in etwas zu sehen, was das rein Körperliche übersteigt und weit über das vordergründig Alltägliche hinausweist. Ahnungen steigen auf, flüchtige Erkenntnisse, die sich kaum in

Worte fassen lassen. Doch es lohnt sich, innezuhalten, ins Verstehen hineinzuwachsen und die eigene Geschichte zu finden.

Lebenskrisen werden seit uralten Zeiten in Mythen und Märchen thematisiert. Diese erzählen von den Herausforderungen des Lebens und davon, wie die Heldin oder der Held sich ihnen mutig stellen, wie sie Prüfungen bestehen und schließlich zum ersehnten Schatz gelangen. Da sind große Ängste und Gefahren, aber auch helfende Wesen, Werkzeuge und Informationen, die weiterführen.

Solche Geschichten sind heilend für Körper und Seele. Nach den Erfahrungen der Naturvölker enthalten sie schon alle Medizin, die man braucht, um das Leben mit neuer Kraft fortzusetzen. Nichts kann Sie daran hindern, Ihre eigene Heilgeschichte zu finden.

Eine Heilgeschichte finden

In einer ersten Phase wanderst du beispielsweise mit obigen oder mit nachstehenden Vorschlägen – oder du lässt dazu ganz einfach deine Gedanken schweifen. Verweile bei Fragen, die dich interessieren, bei solchen, die neu in dir entstehen. Auch wenn dein Kranksein noch nicht vorüber ist, kannst du dies tun, um damit deinen Wandel zu erkennen und zu würdigen. Schreib das Wichtigste in dein Tagebuch.

- *Welches war der Moment, als dein Leben unerwartet eine Wendung nahm? Welches war deine erste Reaktion darauf? Kannst du dies nun aus einer gewissen Distanz anders betrachten?*
- *Welche Schritte hast du seither gemacht? Wie geht es dir nun körperlich, seelisch?*
- *Welche Vorteile hat dir dein Kranksein verschafft?*
- *Welche fremden Welten hast du kennengelernt?*
- *Welchen Ängsten bist du begegnet? Wie hast du ihre Kraft genutzt?*
- *Wo hast du dich »geführt« gefühlt? Wo ist unerwartet Hilfe aufgetaucht?*
- *Welche Werkzeuge, Waffen und Begleiterwesen hast du entdeckt?*
- *Wo und wie hat dir die Natur geholfen?*
- *Kannst du dich deiner Heilung hingeben? Was bedeutet Hingabe für dich?*
- *Was bedeuten für dich Kontrolle, Aktivität und Nichtstun, Vertrauen?*
- *Was bedeutet Heil, Heilsein, Heilung für dich persönlich?*

- *Was hast du an Altem losgelassen oder verwandelt? Was ist neu in dein Leben getreten?*
- *Was an Verdecktem, Verschüttetem ist wieder sichtbar geworden?*
- *Was ist unwichtig, was ist wichtig geworden?*
- *Von welchen Vorstellungen konntest oder musstest du dich verabschieden?*
- *Fühlst du, wie dein Kranksein dich verändert hat?*
- *Hat sich deine Haltung zum Kranksein verändert?*
- *Kannst du dich als Schöpferin, als Schöpfer deines Lebens fühlen? Was heißt Demut für dich?*
- *Wie kannst du den Schatz des Erreichten, der Erkenntnis, deines Heilungsprozesses für deine Alltagswelt nutzbar machen? Wie kannst du ein gesundes, heiles Leben kreieren?*
- *Dies sind mögliche Fragen, die dir helfen können, den verborgenen Schatz, die tiefere Bedeutung deines Krankseins zu entdecken.*

In einer zweiten Phase kannst du deine Erfahrungen in eine Geschichte fassen. Die Form eines Märchens hilft dir, mit Widersprüchlichem umzugehen und Widerstände deines Verstandes zu umgehen, das Ganze spielerisch zu gestalten. Beginne mit: Es war einmal ... Erzähle vom Aufbruch, der ein Einbruch in das bisher gewohnte Leben des Helden oder der Heldin war, von den Monstern und Helferwesen, von Ängsten und Gefahren, von Herausforderungen und davon, welcher Schatz und auf welche Weise er erreicht werden konnte. Spüre die Kraft und die Weisheit dieser Geschichte.

Abschied nehmen

Sich von Heilplätzen zu verabschieden, will bewusst gestaltet sein. Es gilt zu entflechten, was sich wieder lösen soll. Und: Wir dürfen unsere Seele nicht vergessen, die auf Heilplätzen häufig in einem Zustand des Verbundenseins mit den Kräften der Natur ist. Es ist wichtig, dass wir nach der Begegnung all unsere Kraft wieder zu uns nehmen, uns in unserer Mitte zentrieren. Wir lassen den Ort mit seinen Bäumen, Blumen und Steinen zurück, mit seinen Wassern und Wesen, die heilend auf uns wirkten. Wir bedanken uns für die Unterstützung, machen uns auf den Weg in den Alltag.

Wundern Sie sich nicht, wenn eine letzte Botschaft Sie während der Abschiedsstunde erreicht. So wie sie beispielsweise Judith zufiel, die sich am Morgen vor ihrer Abreise nochmals auf die kleine Wiese im Klinikpark begab. Sie wollte sich bei den heilenden Kräften dieses Ortes bedanken und darüber nachsinnen, in welcher Form sie die neu gewonnenen Kräfte im Alltag nähren könnte. Erste Sonnenstrahlen fielen durch das dichte Geäst der Bäume. Hunderte von Insekten tanzten im Licht. Diese Leichtigkeit und Beschwingtheit wirkte geradezu ansteckend. Ehe sie sich versah, schritten Judiths Füße erst zaghaft, dann immer schwungvoller aus, wurden beweglicher, gelenkiger. Judith spürte während ihres unerwarteten Tanzes ganz deutlich, dass es nicht nur um das Körperliche ging. Beweglichkeit, Geschmeidigkeit waren in vielen Bereichen ihres Lebens gefragt, sie würden die Ernsthaftigkeit ihres Alltags bereichern. Es leichter nehmen, spielerischer den Tanz des Lebens tanzen – das war für Judith eine wegweisende Botschaft.

Die Bindungen lösen

Du willst dich aus der Verbundenheit mit einem Heilplatz lösen und wieder klar zu einem menschlichen Einzelwesen werden.

Finde eine Geste, die dir hilft, dich wieder in dir selbst zu zentrieren.

Geh mit deiner Aufmerksamkeit in deinen Körperraum. Gibt es da etwas, das nicht zu dir gehört? Lass es los und atme es aus. Atme oder bewege auch alles weg, was sich in dem persönlichen Raum um deinen Körper herum befindet und dir fremd ist.

Geh nochmals zu den Plätzen, die für dich wichtig waren. Notfalls kannst du diesen Gang auch mithilfe deiner Vorstellungskraft von zu Hause aus tun. Sammle alles ein, was zu dir gehört – durch bewusstes Einatmen, durch eine einladende Geste oder einen lockenden Gesang. Du weißt mittlerweile, wie das funktioniert. Finde eine Möglichkeit, dich auf deine Weise bei den Kräften und Wesen des Platzes zu bedanken. Hinterlasse so wenig Spuren wie möglich. Nimm so wenig wie möglich mit nach Hause.

Lausche in die Natur: Wird dir noch eine Botschaft geschenkt, wie du die neu erworbenen Kräfte nähren und leben kannst? Du weißt: Dieser Hinweis kann dich auch später zu Hause oder im Traum erreichen.

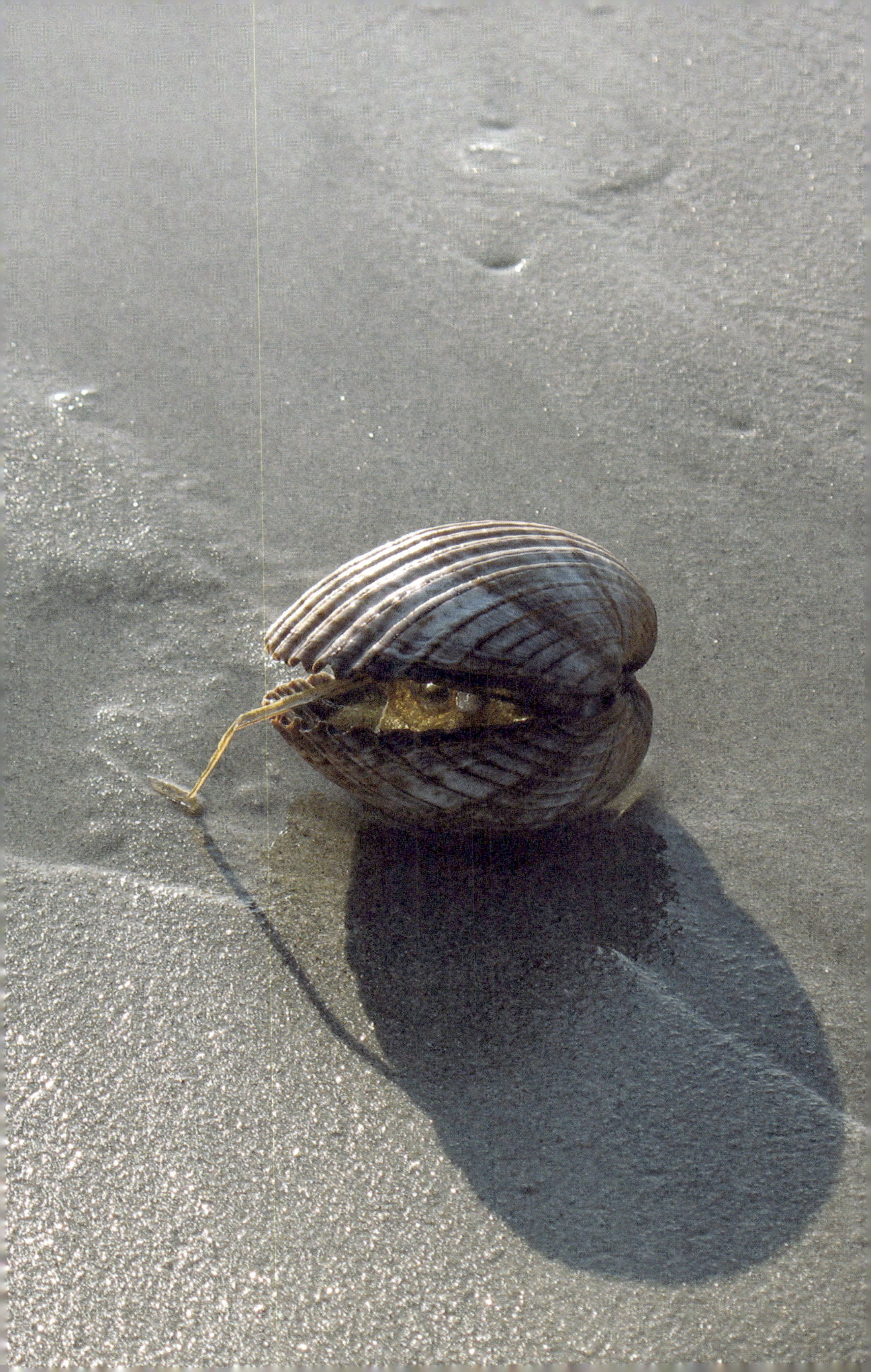

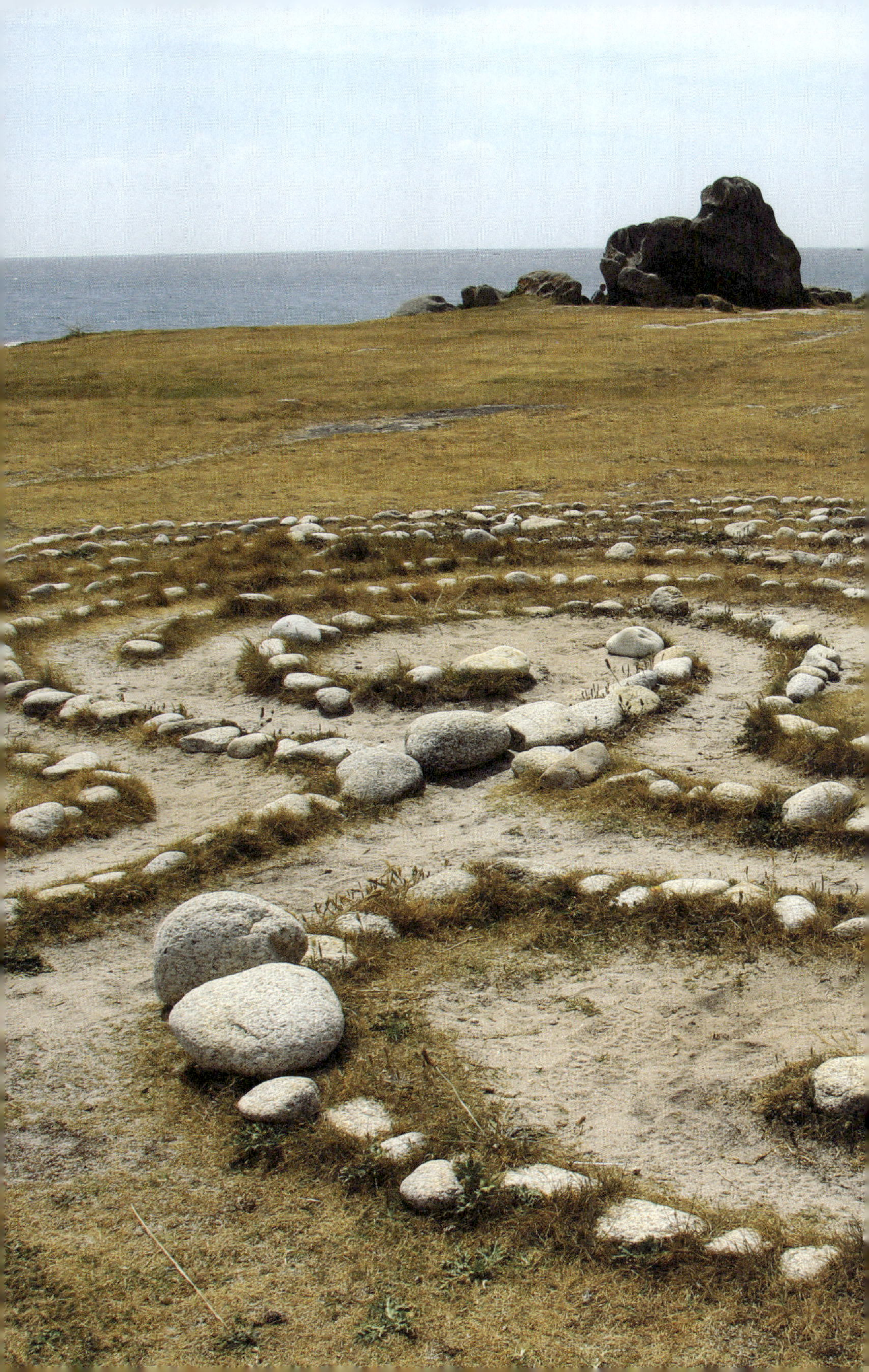

DER WEG FÜHRT IN DEN ALLTAG

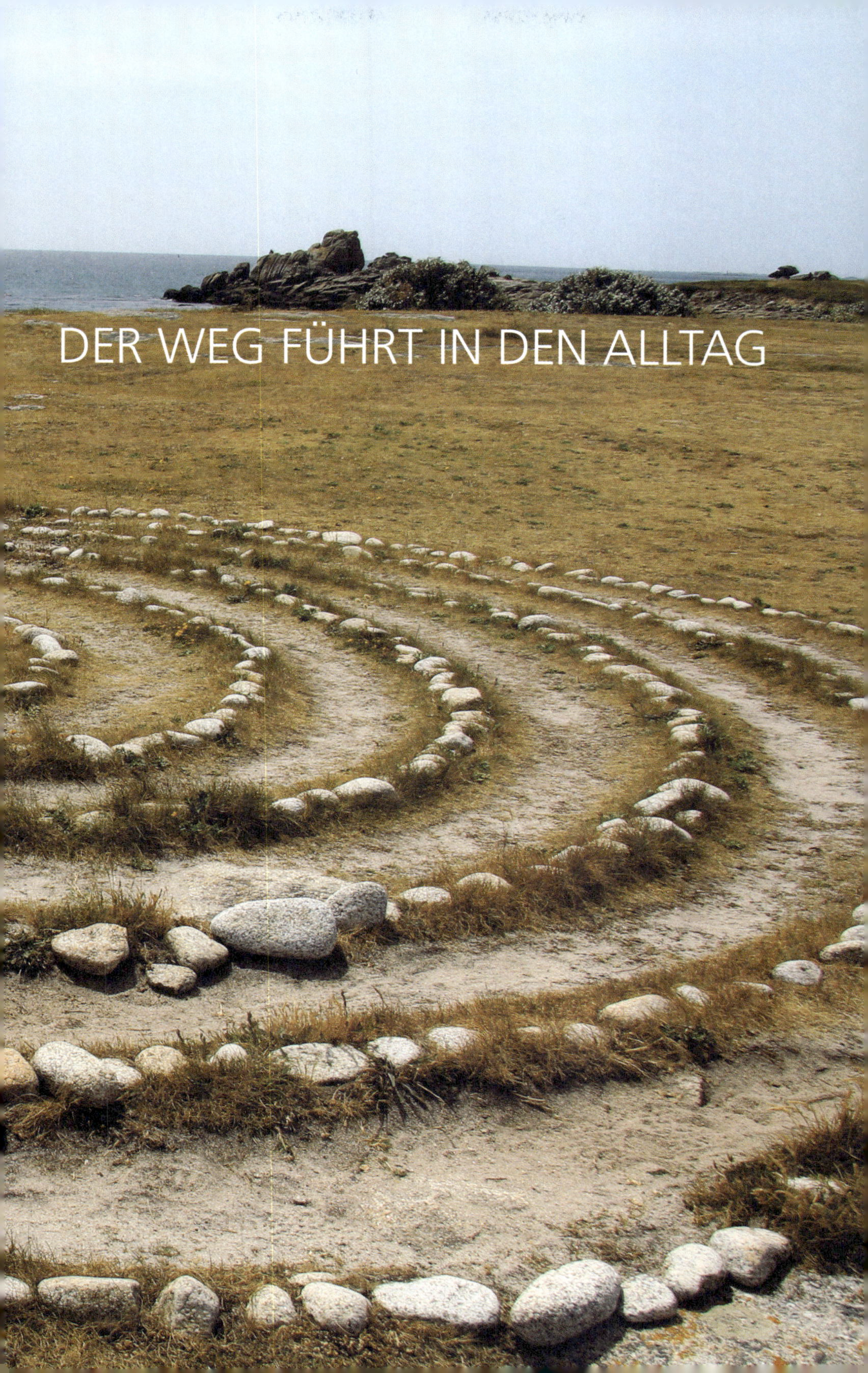

Die Kunst des Übergangs

»Mein Boot ist auf etwas Tiefes geprallt.
Nichts ist geschehen.
Klänge, Stille, Wellen.
Nichts ist geschehen.
Oder vielleicht ist alles geschehen –
und ich sitze in der Mitte meines neuen Lebens.«
JUAN RAMON JIMENEZ

Wir kennen es alle: Nach einem schönen Urlaub, nach einem tief greifenden Wochenendseminar packt uns mit Wucht der Alltag wieder. Mögliche Vorsätze zu einem gesünderen, besseren Leben lösen sich in nichts auf. Menschen, Ereignisse und die gewöhnlichen Notwendigkeiten des Lebens scheinen uns einzig beweisen zu wollen: Alles ist, wie es immer war. Zumindest ist alles bald wieder wie zuvor.
Auch nach Ihrem Heilaufenthalt in der Natur erwartet Sie der Wiedereintritt ins »wirkliche« Leben. Vielleicht erfahren Sie schmerzlich, wie Sie aus dem Einheitsgefühl mit Allem-was-ist wieder zum Einzelwesen werden. Was da draußen bei den Elementen und wilden Kräften eben noch normal war, wird im gewöhnlichen Alltag, im ersten Blick zurück plötzlich Traumland, Einbildung gar. Die Gefahr ist groß, dass Sie Ihre Erfahrungen nun selbst bezweifeln oder von anderen Menschen abwerten lassen. Oder dass sich plötzlich das Gefühl einstellt, eigentlich gar nichts erlebt zu haben.

Es ist hilfreich, um diesen Vorgang zu wissen, der sich ergibt, wenn wir von unseren Spaziergängen mit einem erweiterten Bewusstsein nun wieder in den Alltag eintreten, von dem wir es gewohnt sind, dass er anderen Gesetzen gehorcht. Doch unsere Erlebnisse da draußen sind nicht weniger wahr, wenn unser rational geschulter Verstand nun wieder die Oberhand gewinnt und abwehrt, was er nicht einordnen kann.

Nach dem Alleinsein in der Natur erwarten uns auch die Menschen wieder. Mit Freude sollten wir in ihre Gemeinschaft zurückkehren – so zumindest ist die gängige Vorstellung. Doch auch hier ist es gut, den Übergang sanft zu gestalten. Seien Sie vorsichtig in dem, was Sie erzählen, auch wenn Ihr Mitteilungsdrang verständlicherweise groß ist. Am besten berichten Sie von äußeren Ereignissen wie Wetter, Essen, Wanderwegen. Schützen Sie damit ihre tiefsten Erfahrungen vor der Kritik, den Zweifeln der anderen. Lassen Sie sich nicht erneut durch deren Unachtsamkeit und Nichtwissen verletzen. Zu einem späteren Zeitpunkt werden Sie vielleicht alltagsgewohntere Worte finden, wenn es denn noch nötig sein sollte, dass Sie Ihren Freunden und Freundinnen von dem erzählen, was sich ereignet hat.

Bedenken Sie auch: Wenn bei Ihnen eine schwere Krankheit diagnostiziert wurde, dann ist dies als festes Urteil in den Köpfen Ihrer Lieben und Bekannten. Die Beziehung hat sich verändert, man sorgt sich, überhäuft Sie mit Ratschlägen oder man weicht Ihnen aus. Jetzt werden Ihre neu gewonnenen Möglichkeiten, mit Gesund- und Kranksein umzugehen, hart auf die Probe gestellt. Vergessen Sie nicht, dass Heilen meist kein einmaliges Ereignis ist, sondern ein tief greifender Prozess. Heilsein ist für Sie zu einer ganz persönlichen Erfahrung geworden. Lassen Sie diese nicht durch Meinungen und Befürchtungen der anderen zerstören.

Durch Ihr Kranksein und durch Ihren Aufenthalt bei den heilenden Kräften der Natur sind Sie dünnhäutig und langsam geworden. Geben Sie sich mindestens drei Wochen Zeit, um wieder im gewohnten Alltag zu landen. Natürlich ist damit nicht gemeint, dass Sie sich den Alltagspflichten entziehen oder der Arbeit ausweichen sollten. Gehen Sie jedoch verständnisvoll mit sich selbst um, wenn nicht alles auf Anhieb reibungslos klappt.

Bedenken Sie, dass ein Heilerlebnis nicht nur Freude bewirken, sondern auch Verwirrung nach sich ziehen kann. Das Alte gilt nicht mehr, das Gewohnte ist zerstört oder zumindest gestört. Sie werden bei Ihrer Rückkehr in den Alltag diesen ungewissen Zustand aushalten müssen, doch auch Kraft und Möglichkeiten darin entdecken. Vielleicht ist da bereits die Ahnung von etwas Neuem, die Vision von einem heilen Leben, von einer neuen Rolle. Diesem noch Unbekannten gilt es nun genügend Raum zu geben, damit es Gestalt annehmen, sich zeigen kann. Schaffen Sie sich kleine Auszeiten, um zu erfahren, dass ganz dicht hinter der Oberfläche des Alltäglichen all die Kräfte weiterwirken, die Sie als begleitend und heilend erlebt haben. Sie finden sie, um nur ein paar Beispiele zu nennen, auf Spaziergängen und auch bei Menschen, die Sie als nährend erleben, beim Lesen, Gärtnern, Tagebuchschreiben, Musikhören, Tanzen, Malen oder Meditieren. Oder indem Sie die Praxis, Heilrituale zu gestalten, auch in Ihr Alltagsleben integrieren.

Was Sie nun erleben, ist die Phase der Wiedereingliederung. Schon in den alten Übergangsriten wird sie beschrieben als Test der Stärken und Einsichten, die man während der Umwandlungsphase gewonnen hat. Und es gilt nun, Ihre persönliche Art zu finden, wie die neuen Erfahrung in Ihren Alltag einfließen, sich mit ihm verweben können.

Den nächsten Schritt finden

> *»Das Leben wartet nicht darauf, dass die Stürme sich beruhigen. Es geht darum zu lernen, im Regen zu tanzen.«*
>
> Sandra Ingerman

Heilung heißt auch neu leben lernen. Nicht unbedingt muss das bedeuten, eine Arbeitsstelle aufzugeben, aus einer Partnerschaft auszusteigen, einem Sportverein beizutreten, den Wohnort zu wechseln, eine Weltreise zu machen, sich nur noch vegetarisch zu ernähren, die Natur zu retten – was immer uns da an Veränderungen vorschweben mag. Oft stehen wir uns mit großen Visionen selbst im Wege, weil wir nicht wissen, wie wir sie denn manifestieren könnten. Da hilft es zu erkennen, dass es auch einen sanfteren Weg gibt, um aus unserem alten Lebensstil mit seinen überholten Glaubensmustern auszusteigen. Wir können uns erlauben, winzige Schritte in Richtung des Neuen zu tun. Wir können immer wieder innehalten, um bewusst zu erkennen, wohin wir den nächsten Fuß jeweils setzen wollen.

Natürlich ist es schwierig, nach den Grenzerfahrungen, die wir durch unser Kranksein und unseren Heilprozess gemacht haben, wieder in das Alltagsleben einzusteigen. Man kann auch süchtig nach der Energie der großen Herausforderungen werden. Die Abenteuer, die nun anstehen, wirken auf den ersten Blick nicht ganz so spektakulär. Nun geht es darum, die Kraft unserer Erfahrungen nach Hause, in das kleine Leben einzubringen: in die täglichen Begegnungen und Auseinandersetzungen mit anderen Menschen. Es geht darum, wie wir mit Kindern, mit Kranken, mit älteren Menschen, mit unseren Freundinnen und Partnern umgehen. Und wie wir die nun anstehenden, ganz gewöhnlichen Aufgaben anpacken.

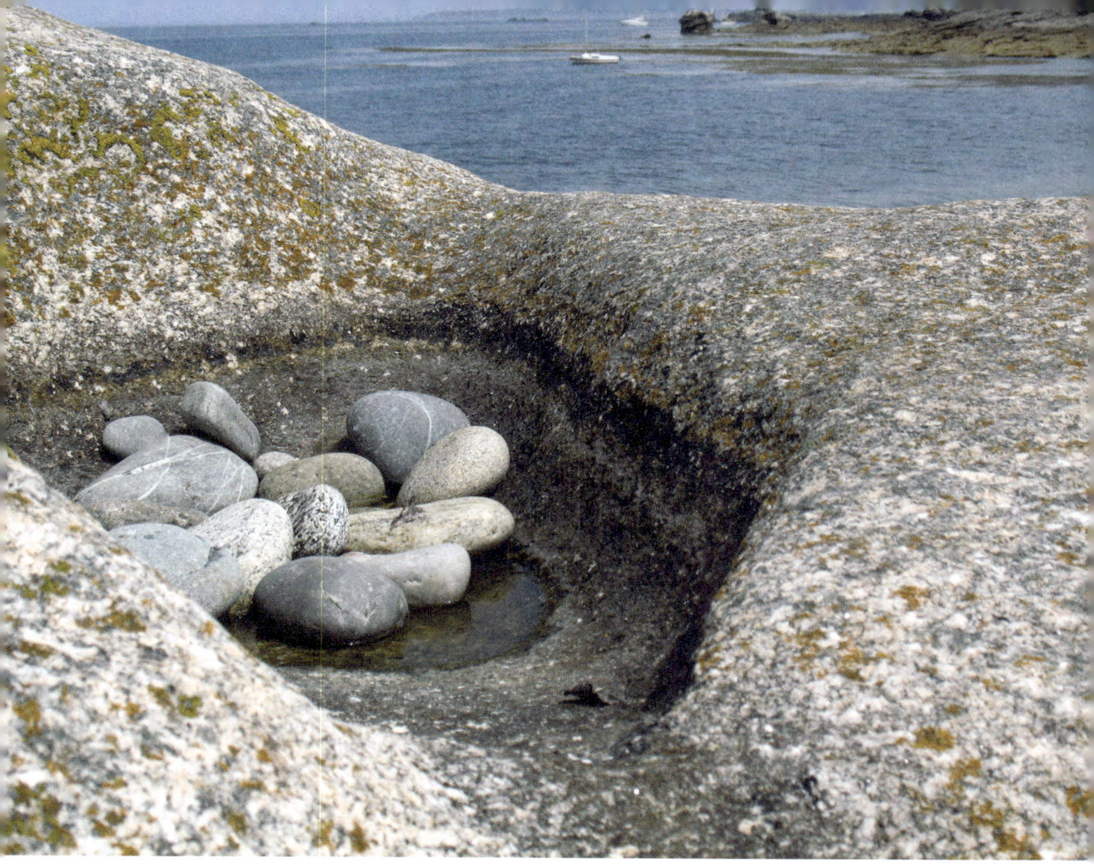

Die Lebenslust nähren und immer wieder zur Mitte finden.

Und doch hat sich etwas geändert. Gestärkt an Leib und Seele sind wir aus unserer Begegnung mit den wilden Kräften der Natur zurückgekehrt. Unsere Entschlossenheit ist groß, nun ein heiles Leben zu gestalten. Dass dies mit Lebenslust zu tun hat, haben wir da draußen immer wieder erfahren. Stellt sich denn die Frage: Wie können wir sie nähren – diese Kraft, die verhindern kann, dass wir unseren Körper aufgeben müssen oder dass unser Seelenlicht vorzeitig zu seinem Ursprung zurückkehrt?

Wir alle kennen es: Lebenskraft hängt eng mit Lebensfreude zusammen. Was freut mich, was nährt mich, was macht mich lebendig? Wie kann ich meinen Körper bewohnen, mein Herz erfreuen? Wie kann ich Wärmefelder für Leib und Seele schaffen? Welche Filme, Bücher, Musikstücke inspirieren mich? Welche Orte, welche Menschen unterstützen mich? Wieder geht es darum, sich selbst neu kennenzulernen, zu erforschen, sich zu spüren – jenseits aller Rollen und Krankheiten. Wer bin ich wirklich? Wann bin ich das letzte Mal vor Freude in die Luft gesprungen?

Natürlich sind da auch noch alte Wunden, da sind Schattenzeiten, wir erleben erneut Verluste. Neben all der Freude, die wir anstreben, werden uns auch der Schmerz und Gefühle von Hoffnungslosigkeit immer wieder einholen. Wir haben dabei nichts falsch gemacht. Unser ganzes Leben lang werden wir uns spiralförmig durch Zyklen von Tod und Wiedergeburt bewegen. Und Leiden entsteht immer dann, wenn wir ablehnen, was gerade ist. Doch unsere Lebendigkeit hängt wohl davon ab, dass wir uns auch am dunkelsten Punkt an den Wiedergeburtsteil des Zyklus erinnern. Dies kann uns die Zuversicht vermitteln, so lange im Schoße der Dunkelheit zu ruhen und auszuharren, bis die Kraft erwacht, die wiederum hinaus ins Helle und ins Neue führt.

Wir sind aufgefordert, unser Leben auszubalancieren zwischen dunklen Zuständen, in die uns das Leben immer wieder wirft, und der Erfahrung von unglaublicher Lebenslust und Hoffnung, die sich daraufhin neu entfachen kann. Oft finden wir unser Gleichgewicht wieder durch das, was uns freut. In den Dingen, die wir bereits besitzen, in dem, wie wir bereits sind.

Lasst uns deshalb die Kunst erlernen, die vorhandenen Möglichkeiten tiefer auszuschöpfen. Lasst uns furchtlos die Freude suchen, die Freude wählen und nähren – mitten im Alltag ein Feld ansteckender Freude verbreiten. Welches ist dabei Ihr nächster Schritt?

Den Alltag feiern

> *»Wir alle leben unter den Sternen, doch blicken wir zum Himmel empor? Berühren wir und schmecken wir wirklich das Leben, sehen und spüren wir das Außergewöhnliche, insbesondere im Gewöhnlichen?«*
>
> Elisabeth Kübler-Ross

Wenn wir genau hinschauen, hat wahre Freude stets mit Lebendigsein und Schönheit zu tun. »Wandle in Schönheit«, heißt denn auch die Aufforderung, die uns von den Navajos, einem Indiandervolk im Südwesten der USA, überliefert ist. Der feine Silbersichelmond, der liebliche Morgennebelsee, die uralte Wettertanne, der Klang einer Stimme, die Wärme eine Blicks, der Druck einer Hand, die durchscheinende Leuchtkraft eines alten Menschen – überall ist Schönheit zu finden. Wir können unseren Blick, unser

Empfinden auf sie einstellen – auch wenn wir in unserer Kultur zurzeit den Fokus eher auf Laufstegschönheiten oder auf das Grauenvolle und Hässliche richten.

Unsere Wahrnehmung kreiert Realität. Wir entscheiden, ob wir den Blick für die Schönheit kultivieren wollen. Ob wir uns erlauben, zu erkennen, dass die Erde voller verborgener Schönheit ist. Ob wir uns von ihr berühren und bewegen lassen. Ob wir durch sie zu Freude finden, zu Geborgenheit, Trost und Gelassenheit. Was wollen wir in unserem Leben wirklich erfahren?

Sich zu gestatten, die Schönheit zu sehen, bedeutet nicht, das, was in der Welt geschieht, das viele Leiden um uns herum, zu verleugnen. Was können wir tun? Wie handeln wir? Diese Fragen mögen uns begleiten, und gleichzeitig beobachten wir in der Natur immer wieder diese Übergänge, wie etwas abstirbt, wie neues Leben aus der Erde hervorbricht, uns an die Hoffnung und Erneuerung erinnert. Und, wenn wir es denn wahrhaben wollen: Wir sind immer umgeben von Sterbenden und von Neugeborenen. Welchen Teil des Zyklus wollen wir feiern?

Wenn wir uns nach der Schönheit ausrichten, nach der Freude, die damit verbunden ist, fällt es uns leichter, die Geschenke des Augenblicks zu erkennen, die uns oftmals ganz unerwartet mit der Fülle des Lebens vereinen. Das frühe Erwachen, die frische Morgenluft, eine zufällige Begegnung, ein freundliches Wort, ein überraschender Fund. Hier gilt es innezuhalten, auszukosten, Freude zu spüren und Dankbarkeit. Oft sind dies Geschehen, die über den Alltag hinausweisen. Oder wie John O'Donohue in seinem Buch *Schönheit* schreibt: »Das Schöne weckt ein leidenschaftliches Drängen in uns und ruft uns aus der Einsamkeit in die wundervolle Wärme einer ewigen Umarmung. Es vereint uns wieder mit der Herrlichkeit des Lebens, die wir missachtet und vergessen hatten.«

Wenn wir es zulassen, kann auf diese Weise der ganz gewöhnliche Alltag zum All-Tag werden. Wir fühlen uns verbunden mit den Kräften des Universums, in Balance mit allen Daseinsebenen. Schritt für Schritt lernen wir, den immer neuen Fluss von Leben und Tod, Kranksein und Gesundsein, Wohlsein und Schwachsein zu respektieren und das Leben in seiner Fülle zu leben.

Der innere Heilplatz

> *»Sich verbinden mit dem Zustand der Selbstvergessenheit, dem Zustand puren Annehmens und Liebens, ist der Schlüssel zur Heilung.«*
> Klaus-Dieter Platsch

Unser Kranksein, unsere Heilwege haben uns gezeigt, dass Körper, Gefühle und Gedanken nicht unabhängig voneinander existieren. Sie durchdringen und beeinflussen einander unentwegt. Draußen in der Natur waren wir bei uns selbst, konnten uns in aller Ganzheit erfahren, auch in unserer Verbindung zur inneren Weisheit, die um die nächsten heilenden Bewegungen weiß und in Einklang steht mit jener Lebenskraft, die in uns und jenseits von uns allen ist. Wir haben diese Gegenwart gespürt, haben erlebt, wie der Raum sich weitete, wie Sorgen, Leiden, Ängste, Zweifel und Kontrollversuche verblassten. Wie Hoffnung, Mut und Lebensfreude uns durchströmten: Alles wird gut, wie auch immer der Weg verläuft.

Die Natur hat uns geholfen, das Tor zu diesem heilenden Ort zu öffnen. Wir kennen nun seine Qualität und seine Wirkungsweise. Und nichts kann uns daran hindern, auch im Alltag regelmäßig dorthin, in diesen heilenden Bewusstseinszustand zu gehen, einzutauchen in diese Landschaften, in die Schönheit und Tiefe des Augenblicks, in die Zeitlosigkeit und Selbstvergessenheit. Wir können diesen heilenden Ort immer wieder durch unsere Erinnerungen wecken, ihn in unserem Inneren mit unserer Vorstellungskraft gestalten. Wir können uns von unseren Alltagssorgen hinausträumen auf einen Weg, der zu unserem Heilplatz führt. Oder wir erlauben uns, dass aus unserem Seelengrund der Heilplatz aufsteigt, der jetzt für uns nötig ist. Lassen wir zu, dass heilende Plätze und Räume sich zeigen, dass neue Heilungsimpulse und Heilkräfte uns zufließen.

»Wir müssen von Zeit zu Zeit eine Rast einlegen und warten, bis unsere Seele uns wieder eingeholt hat«, sagt eine indianische Weisheit. Schaffen wir Inseln im Alltag, um diesem Geschehen nachzuspüren. Möge es uns gelingen, zu erkennen, dass Heilplätze immer, zu jeder Zeit und an jedem Ort bei uns sind. Sie sind ein Ankommen im stillen Raum der Schöpfungszeit, dort, wo alles neu und wieder heil werden kann oder immer ist.

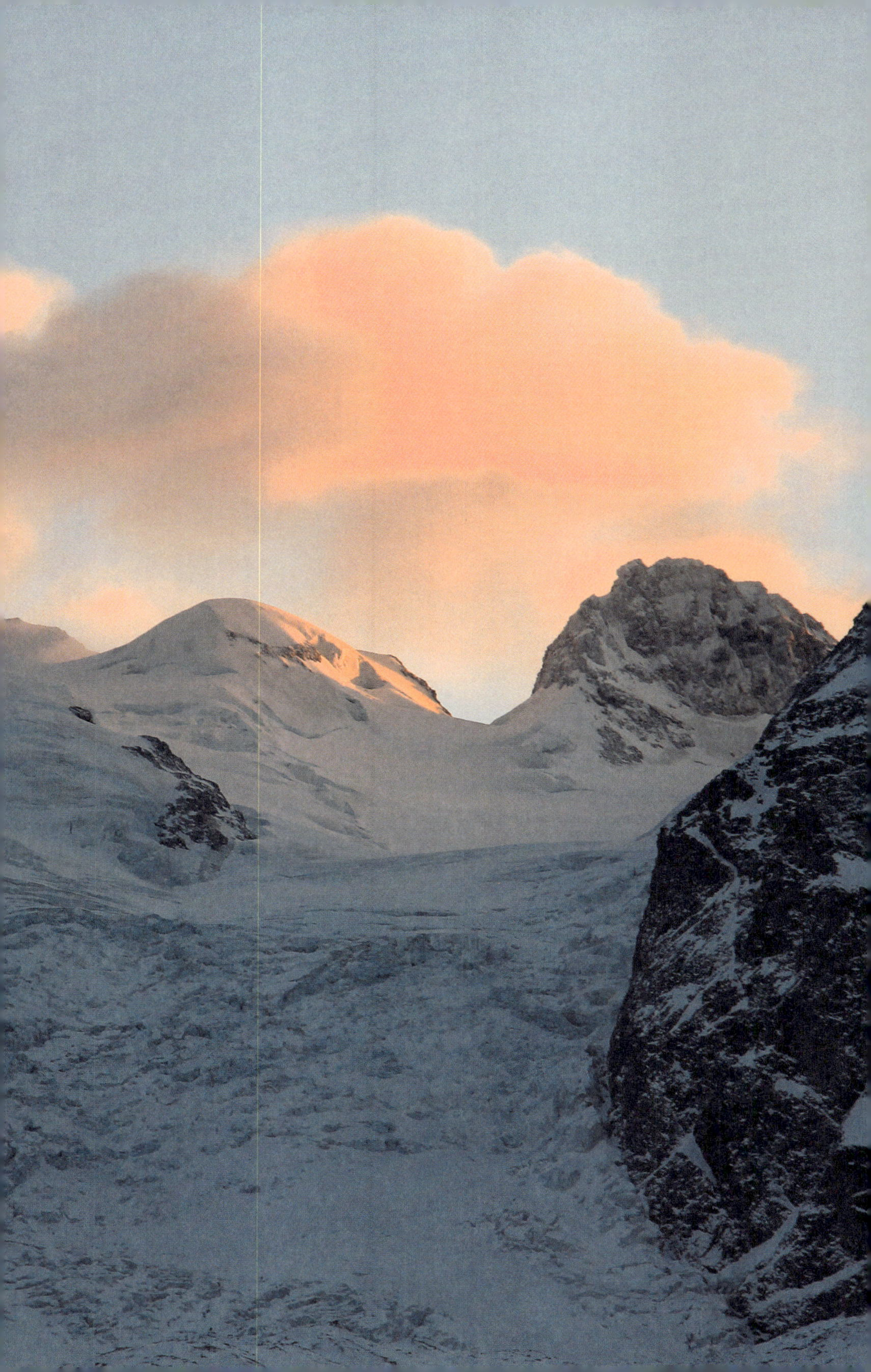

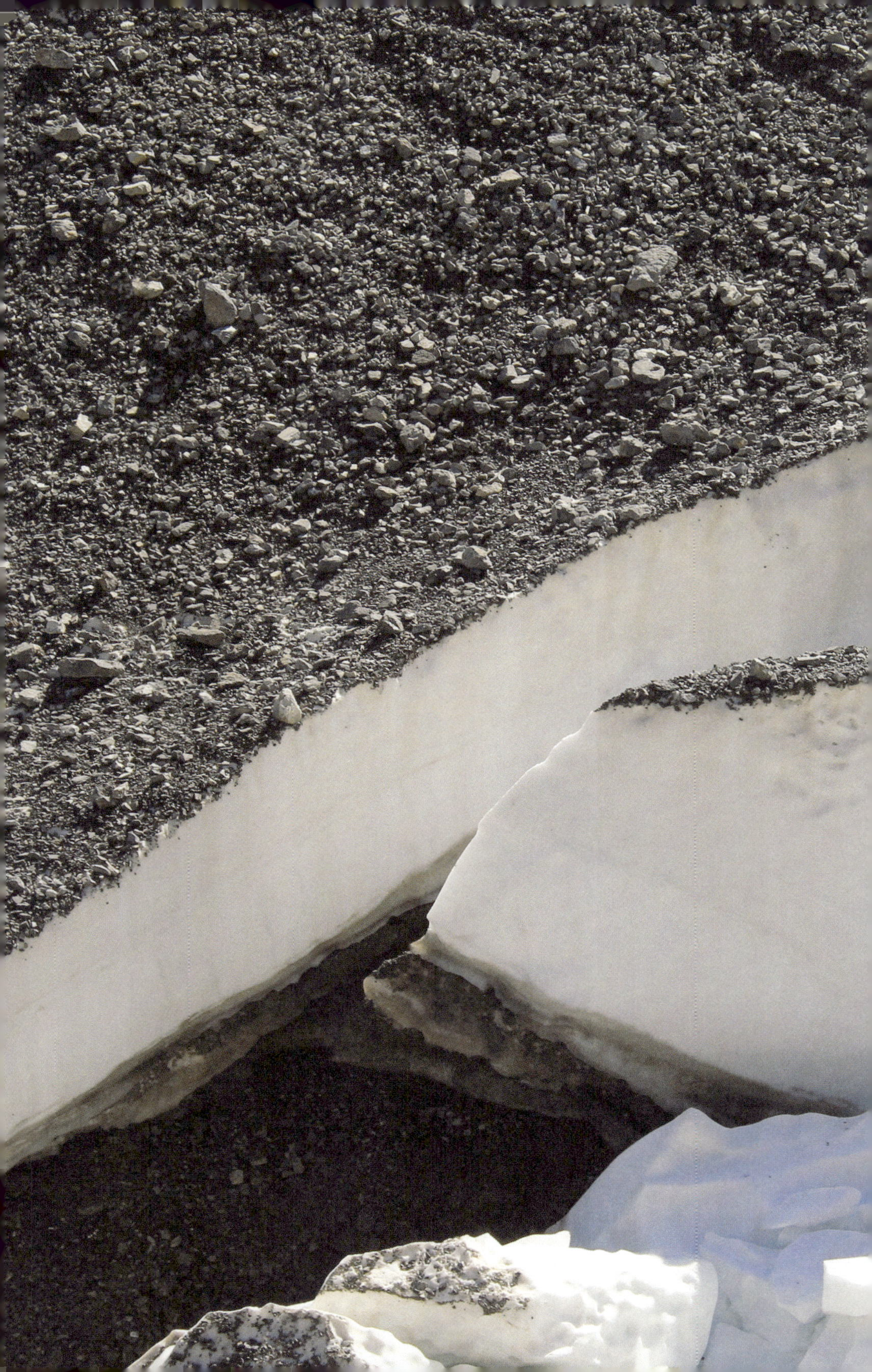

ANHANG

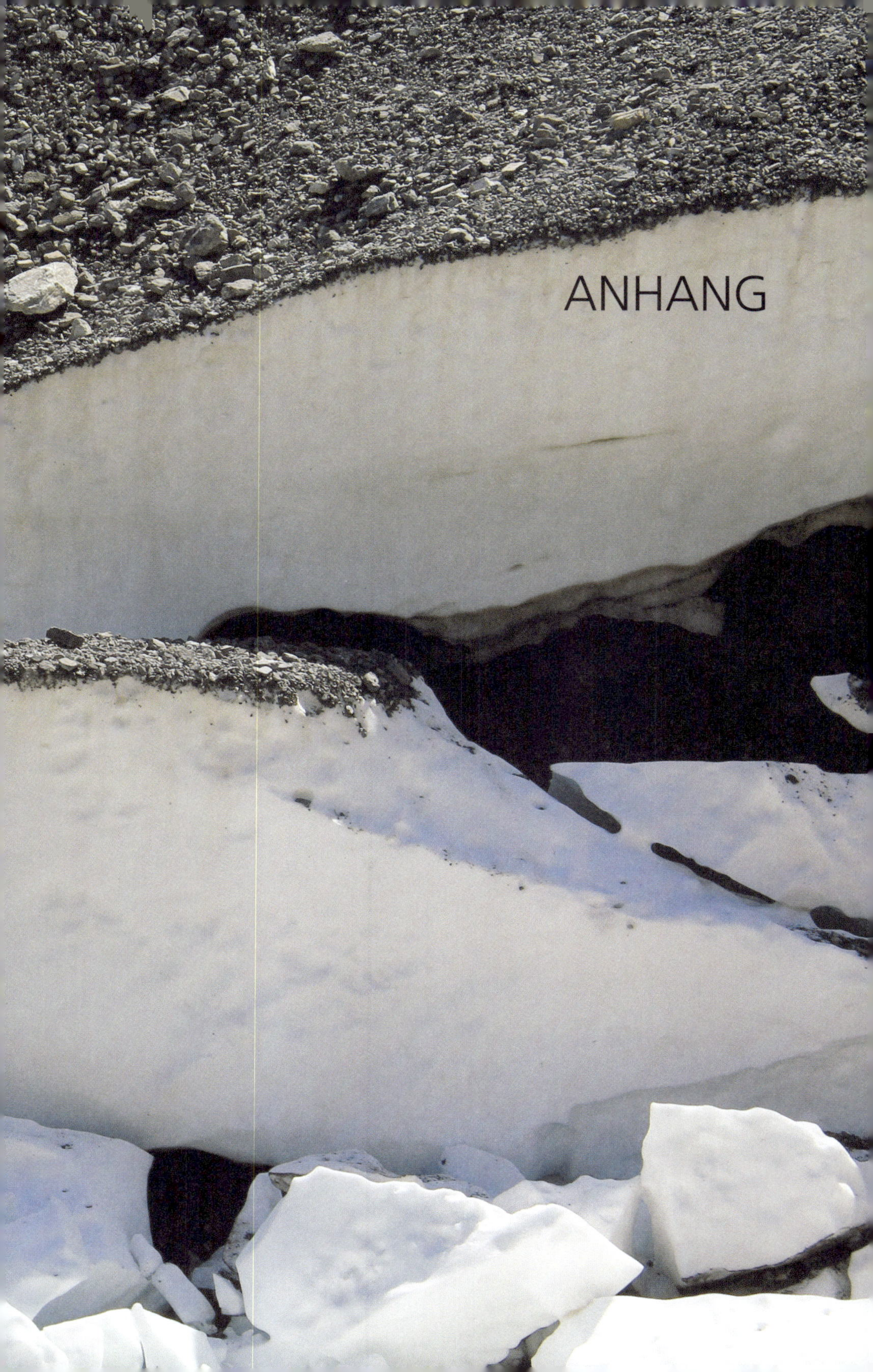

Verzeichnis der Übungen

Gut für dich selbst sorgen 31
Ausruhen, dich fallenlassen 32
Ein Tagebuch führen 34
Dich wieder spüren 36
Dem Spiralweg folgen 37
Dich ausdehnen und dich wieder zentrieren 38
Deine Absicht kundtun 41
Deine helfenden Kräfte einladen 43
Die Kraft der Angst verwandeln 46
Eine Schwelle setzen und überschreiten 48
Mit nackten Füßen 50
Wurzeln wachsen lassen 50
Sorgen behüten lassen 52
Sanftes Sonnenbad 54
Von Licht erfüllt 55
Welches Element hilft dir, dich zu reinigen? 56
Sich mit einem Baum verbinden 58
Zwiesprache mit dem Baum 58
Zwischen Himmel und Erde 59
Einen Jammerplatz finden 60
Deine persönliche Wachstumsfrage 63
Berührt sein 65
Freundschaft mit den körpereigenen Schutzkräften 67
Mein Lebensfluss 69
Sich durchlüften, durchfluten, wiegen lassen 71
Lass dein Lied wachsen 72
Verbündete Kräfte finden 75
Sich von einer Pflanze finden lassen 77
Ein Krafttier treffen 78
Beeinflussungen auflösen 80

An die eigenen Erfahrungen anknüpfen 83
Den Bund mit der inneren Weisheit erneuern 84
Ausgleich im Körperuniverum schaffen 86
Dem Stirb-und-Werde begegnen 88
Einschränkende Meinungen in Lebenskraft umwandeln 90
Ein Feuerritual 95
Meine Erfahrungen würdigen, Fähigkeiten entdecken 98
Verlorene Kraft in deine Gegenwart holen 100
Entschwundene Seelenkraft zurücklocken 103
Verantwortung übergeben 104
Eine Heilgeschichte finden 108
Die Bindungen lösen 110

Quellenverzeichnis

Achterberg, Jeanne: Rituale der Heilung. Die Kraft von Phantasiebildern im Gesundungsprozess, Goldmann 1996

Cowan, Tom: Schamanismus. Eine Einführung in die tägliche Praxis, Rowohlt 2003

Dahlke, Rüdiger: Das Bewusstseinsfeld. Wie wir unsere eigene Wirklichkeit schaffen, Audio CD, Goldmann 2009

Devillard, Anne: Heilung aus der Mitte. Werde der, der du bist. Interviews, Driediger 2009

Donohue, John: Schönheit. Das Buch vom Reichtum des Lebens, Deutscher Taschenbuch Verlag 2004

Faulstich, Joachim: Das heilende Bewusstsein. Wunder und Hoffnungen an den Grenzen der Medizin, Knaur MensSana 2006

Francia, Luisa: Kubabas Granatapfel. Meine Reise zur Heilung, Nymphenburger 2008

Himmel, Manfred: Bäume helfen heilen. Wie Sie mit Bäumen Kontakt aufnehmen und ihre natürlichen Energien nutzen, Schirner 2004

Ingerman, Sandra/Wesselman, Hank: Die schamanische Erfahrung. Ein Weg in die Tiefe der Seele, Goldmann Arkana 2010

Ingerman, Sandra: Erdmedizin. Monatliche Beiträge in www.sandraingerman.com/medecinefortheearth

Kreszmeier, Astrid Habiba: Systemische Naturtherapie, Carl-Auer 2008

Kübler-Ross, Elisabeth/Kessler, David: Geborgen im Leben. Wege zu einem erfüllten Dasein, Knaur MensSana 2001

Meadows, Kenneth: Das Netz der Kraft. Praktische Anleitungen zum Schamanismus in heutiger Zeit, Irisiana 1993

Nauwald, Nana: Kreativität und Trance. In: Tattva Viveka, Zeitschrift für Wissenschaft, Philosophie und spirituelle Kultur, Extraheft November 2011

Nidiaye, Safi: Selbstheilung ist möglich, Knaur MensSana 2008

Paracelsus: www.paracelsus-center.ch/zitate

Platsch, Klaus-Dieter: Was heilt. Die tieferen Dimensionen im Heilungsprozess, Knaur MensSana 2009

Platsch, Klaus-Dieter: Das heilende Feld. Interview in der Zeitschrift Natur & Heilen, März 2011

Rendtorff, Ilse: Naturmeditationen. Heilung für Mensch und Erde, Neue Erde 1999

Schaef, Anne Wilson: Leben im Prozess. Wahrheiten den Weg der Seele zu leben, Vollen-
weider 2009

Schreiber, Delia: Eigene Wege durch die Krankheit finden. Eine Orientierungshilfe für Menschen mit Krebs, Verlag Stiftung Patientenkompetenz 2007

Simonton, O. Carl/Simonton, Stephanie Matthews/Creighton, James: Wieder gesund werden. Eine Anleitung zur Aktivierung der Selbstheilungskräfte für Krebspatienten und ihre Angehörigen, Rowohlt 2001

Simonton, O. Carl: Auf dem Weg der Besserung. Schritte zur körperlichen und spirituellen Heilung, Rowohlt 2001

Storl, Wolf-Dieter: Erkenne dich selbst in der Natur. Gespräche unter dem Regenbogen, AT Verlag 2009

Storl, Wolf-Dieter: Schamanentum. Die Wurzeln unserer Spiritualität, Aurum 2010

Strassmann, Renato: Baumheilkunde. Heilkraft, Mythos und Magie der Bäume, AT Verlag 2006

Walser, Ursula: Vom schöpferischen Umgang mit Orten der Kraft, AT Verlag 2006

Weed, Susan S.: HeilWeise, Frauenoffensive 1993

Weed, Susan S.: Brustgesundheit. Naturheilkundliche Prävention und Begleittherapien bei Brustkrebs, Orlanda 2005

Zumstein, Carlo: Träume deine Heilung. Schamanische Traum-Meditationen, Audio-CD

Zur Autorin

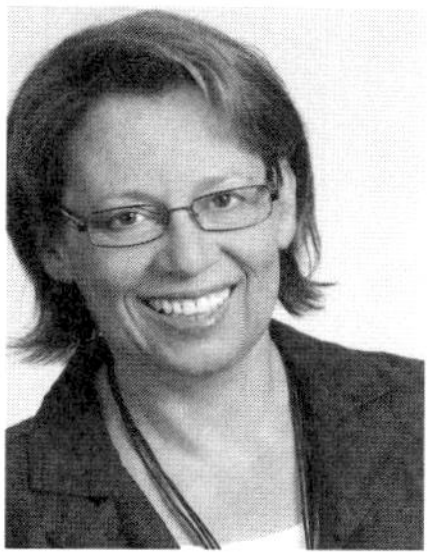

Ursula Walser-Biffiger ist in den Bergen aufgewachsen und seit ihrer Kindheit mit den elementaren Kräften der wilden Natur vertraut. Heute lebt sie in der Nähe von Zürich und im Wallis. Schon während ihres Studiums an der Universität Fribourg faszinierte sie die Frage, wie ein heilsames Zusammenspiel von archaischem Wissen und modernen, psychologischen Erkenntnissen entsteht. Seit vielen Jahren erkundet sie zeitgemäße schamanische Wirk- und Heilweisen. Ursula Walser-Biffiger ist als Autorin und Seminarleiterin tätig. Wesentlich bei ihrer Arbeit sind ursprüngliche Naturerfahrungen, um wieder zur Quelle der persönlichen Kraft zu finden.

In diesem Buch schöpft sie aus dem Erfahrungsarchiv, das ihr in der Begleitung von Menschen in Wandlungsphasen zugeflossen ist. Ihr eigenes Erleben von Kranksein und Genesung brachte sie dazu, sich dem Geheimnis des Heilens zu öffnen.

Sämtliche Fotos in diesem Buch stammen von der Autorin und sind größtenteils an der bretonischen Küste und in den Schweizer Bergen entstanden.

Von Ursula Walser-Biffiger sind im AT Verlag
bereits erschienen:
Wild und weise. Weibsbilder aus dem Land der Berge, 1998
Vom schöpferischen Umgang mit Orten der Kraft.
Ein Praxisbuch mit Übungen und Ritualen, 2006

Kontaktadresse
www.ursulawalser.ch
info@ursulawalser.ch

ZWISCHENRAUM
Postfach 438

AT Verlag, Aarau und München
Lektorat: Diane Zilliges, Murnau
Fotos: Ursula Walser-Biffiger
Bildaufbereitung: Vogt-Schild Druck, Derendingen
Druck und Bindearbeiten: Offizin Andersen Nexö, Leipzig
Printed in Germany

ISBN 978-3-03800-663-3

www.at-verlag.ch